すごい腸とざんねんな脳

最先端の研究でわかった
驚くべき「腸」と「脳」の働き

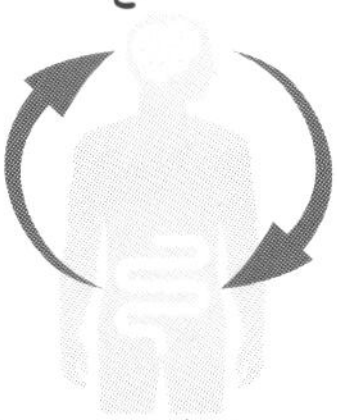

brain-gut interaction

京都府立医科大学 大学院医学研究科教授
内藤裕二

SOGO HOREI PUBLISHING CO., LTD

はじめに

朝、出勤途中にトイレに行くと、男性の個室トイレが満室になっており、さらに長い行列ができているのをよく見かけることがあります。いつも通勤時間の忙しい中、お腹が痛くなってしまうのは、なぜだろうかと考えていました。

私の専門はストレスによって、胃や腸などの消化器官がどのように影響を受けるのかを調べることです。お腹が痛くなるのには、さまざまな理由がありますが、本書でお話しする脳で起きている出来事が、腸にも影響するということを示す一つの例でもあります。

つまり、「会社に行きたくないな」とか「今日は緊張するプレゼンがある」とか、「怖い上司に会いたくない」などの脳で考えていることが、**お腹の症状として出てきてしまっているということ**なのです。

不安になったときに脳は、その影響が中枢神経やホルモンを通して、臓器に伝わります。ここまでは、ちょっと考えれば誰でもわかることかもしれません。しかし、近年の研究では脳がすべてをコントロールしているわけではない、ということがわかってきたのです。では、脳以外に私たちの身体のどこが、司令塔になっているのでしょうか？

それが、**腸なのです。**さらにより具体的にいえば、腸内にある細菌が脳に影響を与えているのです。人間の腸の中に約1000種、100兆個の細菌が生息しているといわれています。これらの細菌は善玉菌や悪玉菌、それ以外の菌で腸内の中でバランス良く生活をしているのです。こうした腸内細菌の集まりを腸内細菌叢といいます。

これらの腸内細菌が私たちの身体にどのような役割を果たしているのか？　それは長年の謎でした。そこで、日本で面白い実験が始まったのです。

1930年ごろからマウスやラットの腸内を無菌にするとどうなるかという研究が始まりました。すると2つのことがわかりました。一つは腸内を無菌にして育てると、長寿になるということです。もう一つは、腸内細菌は、私たちがかかるあらゆる疾患に大きな関わり合いがあるということがわかってきました。

腸内が無菌状態であれば、がんや糖尿病にもならないので、腸内細菌はいらないのではないかと思う人もいるかもしれません。

しかし、そうではありません。

実は**腸内が無菌状態だと脳に大きな影響がある**のです。無菌状態のマウスは学習能力がなかったり、物覚えが悪かったり、ちょっとしたことで興奮するマウスになってしまったのです。

脳の中を調べると神経細胞が発達していないことがわかりました。つまり、脳の発達には腸内細菌の力が不可欠であるということがわかったのです。

さらに、その無菌のマウスに対して、ストレスを加えると異常な反応を示すことがわかりました。つまり、腸内細菌が正常に活動していないと、ストレスに極端に弱くなるということも示されたのです。ところが、腸内細菌のバランスが良いマウスの腸内細菌を無菌のマウスに移植すると、学習能力に問題もなくなり、ストレスを加えられても、異常に対応することはなくなりました。

何らかのストレスを加えられたときに、脳の影響でお腹を下してしまう人もいますが、現在は腸内細菌のバランスの違いで、私たちをコントロールする脳が変化しているのではないかということが大きな研究の対象になっているのです。

脳をもコントロールしてしまう腸内細菌ですが、私たちは意外とその存在に注意を払っていません。腸内細菌は善玉菌、悪玉菌、その他の細菌でバランスをとって共生しているのですが、居住環境によって大きくバランスが変化することが知られています。居住環境で変化するというのは、食の影響も非常に大きいのです。

例えば、脂質の多いジャンクフードを食べ続けていると、不安になりやすかったり、ストレスに弱くなってしまったりします。なぜかというと、腸に存在している腸内細菌の状態が悪くなり、ストレスを過大評価したりして、悪い情報を腸が脳に伝えているからです。

新型コロナウイルス感染症が流行して、自宅でリモートワークをする人が増え、そうした人の中には、うつ病などの心の病気を発症する人がいます。私たち消化器科の医師たちの見解では、うつ病になりやすい人の腸内環境は悪化しているケースが少なくないのです。

外部から与えられたストレスに対して、どのように反応するのか、そのジャッジメント役は腸内細菌が担っています。腸内細菌の状態が良くないと、ストレスに過剰に反応したり、ストレスへの抵抗が弱まったりするのです。それは、さらに言えば、病気にかかりやすくなるということでもあります。前述したマウスの実験のように、アメリカでは腸内細菌をすべてうつ病や発達障害のない人と交換することでこれらの症状が改善した事例もあります。

仕事や普段の生活で最大にパフォーマンスを上げて成果を残したいと思えば、脳と腸の関係を詳しく知っておくことが大切なのです。

本書では、脳と腸の関係を詳しく述べていきます。

本書が仕事や家庭に日々、忙しいビジネスマンのために役に立つことを願ってやみません。なお、本書では腸と脳の影響について、さらに詳しく調べたい人のために最新の文献を掲載しています。詳しく知りたい方は巻末の文献一覧をご覧ください。

令和五年二月

内藤裕二

第1章

腸と脳はつながっている

第2章

腸を制するものが、心と体を制する

第3章

睡眠の質を上げるなら腸を整える

第4章

老化を遅らせる腸の扱い方

第5章 本当は怖い腸の病

第6章 脳と腸のパーフォーマンスを上げるための食事

第7章 腸内細菌を入れ替えたらどうなるか？

カバーデザイン：渡邊民人（TYPEFACE） 本文デザイン：木村勉
DTP・図表：横内俊彦 校正：髙橋宏昌

第1章

腸と脳はつながっている

なぜ緊張するとお腹が痛くなるのか？

私たちはストレスを感じるとお腹が痛くなり、下痢や便秘などになったりします。皆さん、特に男性の会社員の方々は、次のような経験があるかもしれませんね。

例えば朝、大きなプレゼンがあるときには、下痢の症状で悩まされることがあるかもしれません。

ではなぜ、出勤前になるとお腹が下ってしまうのか？　その人はもともとお腹がゆるいのでしょうか？　実は脳の中で考えていることは、私たちが思っている以上に腸に反映されやすいのです。こうした脳と腸のつながりを**脳腸相関とか、腸脳相関**と呼んでいます。

もともと生まれつき胃腸が弱い人は確かにいらっしゃいます。また、男性が女性に比べて胃腸が弱い人が多いのも統計的な裏付けがあります。しかし、それ以上に脳と腸の関係は深いのです。

皆さんも経験があるでしょう。空腹のはずなのに極度の緊張から食欲が出ないとか、不安が続くと頻繁にトイレに行きたくなるなどです。

検査に異常がなくてもストレスに腸が反応する

最近、有名人の方も罹患して、報道されることも多くなってきている「過敏性腸症候群」はストレスが腸の症状に密接に関与している症状として知られています。この症状はストレスや不安感が原因なのですが**内視鏡検査などで調べてみても具体的な腸の変化は見られないのに、腹痛、便秘や下痢といった症状が現れるのが特徴**です。

とても不思議な現象です。しかしなぜ、このようなことが起きるのでしょうか？　もちろん、これは脳腸相関が原因です。

脳と腸の関係は、古くから研究対象になっていました。「脳」がストレスや不安を感じると、その情報が臓器に伝わります。とくに消化器官である「腸」の機能に影響が出ます。

そこで研究者は次のような仮説を立てたのです。脳から腸に何らかの信号が出て、それが腸の調子を変えているのではないかということです。

解析技術が発展したこともあり、これまでの研究では副腎皮質刺激ホルモン放出因子（cortictropin releasing factor; CRF）や（thyrotropin releasing hormone; TRH）といった視床下部ホルモンが、視床下部、下垂体、副腎軸（HPA軸）を活性化するだけでなく、中枢神経系を介して消化管機能を調節することが明らかにされてきました。

つまり、脳がホルモンを通じて腸をコントロールしているのではないかということが、ホルモンの作用からわかってきたのです。

こうした考え方に対して、**腸のほうも何らかのコントロールをしている**のでは、という仮説を立てる研究者も増えてきました。

腸に関する研究が進み、腸で生じたさまざまな生理的、病理的な変化が脳へと伝えられて、脳内の情報処理機能に影響を与えることも明らかになってきました。前述したように脳腸相関という言葉がありましたが、最近では腸も脳に影響を与えているということで、腸脳相関とも呼ばれています。さらに、脳と腸は相互に情報伝達・情報交換を行っていて、互いに作用を及ぼしあう関係にあることがわかっています。

具体的には脳と腸はホルモンや細胞に指令を与えるサイトカイン（血中を流れる情報タンパク質）などを利用し、自律神経系のネットワークを介した作用によって、互いに影響しあう関係にあるのです。

最近、医療技術が発展することによって、この相関に新しい影響があることがわかってきました。それが腸内細菌の存在です。腸内に生息する常在細菌は約１０００種、約１００兆個とも言われ、１００万以上の多彩な遺伝子を持っています。あるときは直接的に、あるときには神経の活動に影響を与える物質を生成しながら、腸脳相関の主役になりつつあります。「腸内細菌―脳―腸」相関といった言葉もあり、最も注目の研究領域となっているのです。

まとめ

腸と脳はお互いに情報をやり取りしている

心と体にかかるストレスの判定は腸内細菌が行っている

「今日も上司に怒られて、胃が痛いな……」なんて、私たちはよく言いますが、実は胃は消化器官の中でも最も弱い臓器として数々の実験からわかっています。胃は強いストレス要因があると、すぐに傷ついてしまうのです。

では、そのストレスの度合いを測定するような器官は私たちの身体の中にあるのでしょうか？　本書を読んでいる多くの方は脳がその役割を果たしていると感じるでしょう。しかし、実はそうではなく、腸内細菌がストレス情報を脳に送っているのではないかということが、わかってきました。

このような**ストレス応答（ストレスに対応する防御のしくみ）に腸内細菌が関与しているこ**とを世界で初めて明らかにしたのが、九州大学の須藤信行博士らの研究チームです。

2004年、須藤博士は腸内細菌をまったくもたない無菌マウスと、通常のマウス、そしてビフィズス菌やバクテロイデス属の細菌（体の抵抗力が弱っているときに病気を引き起こす細菌を含む）など、特定の腸内細菌だけを持つマウスを使い、ストレス応答が腸内細菌によってどのように影響を受けるかを、調べてみました（文献１）。

すると次のような結果が明らかになりました。

❶無菌マウスは、通常マウスより、ストレス反応が過敏であること
❷バクテロイデス属の細菌を持つマウスのストレス反応は、無菌マウスと同程度に過敏であること
❸ビフィズス菌を持つマウスのストレス反応は、通常マウスと同じ程度に低い

さらに、無菌マウスでは通常飼育マウスに比較して、拘束してストレス与えたことで生じたＡＣＴＨ（副腎皮質刺激ホルモン）およびコルチコステロンの上昇反応が有意に亢進することを見いだしています。コルチコステロンとは、ＡＣＴＨによって分泌がコントロールされているホルモンの一種で、ストレス状態にあると分泌されるものです。

また、このＡＣＴＨおよびコルチコステロンのストレス反応の亢進は、バクテロイデス菌（バクテロイデス・ブルガダス）を移植したマウスでは無菌マウスと同じでしたが、ビフィズス菌（ビフィドバクテリウム・インファンティス）を移植したマウスでは通常環境飼育マウスと同程度まで反応が減っていました。

つまり、ビフィズス菌はマウスの過剰なストレス反応を腸脳相関で介して抑制することが示されたわけです。以上のように、腸内細菌は体が成長した後のストレス反応や脳内の神経成長因子に影響することは明らかです。

まとめ

ストレスの反応は脳よりも先に腸が行っている

私たちの心をもコントロールする腸内細菌

私たちの行動は脳によってコントロールされています。これは脳科学が発展した今では周知の事実として知られています。しかし、どうやら脳だけですべての行動をコントロールしているのではない、ということが近年の研究ではわかっています。

前述した須藤博士らの研究チームは、腸内細菌による影響はストレス反応にとどまらず行動特性にも及ぶことを明らかにしています（文献2）。腸内に菌を持っていない無菌のマウスと人工菌叢のマウスと比較したときに、腸内に菌を持っていないマウスでは、多動性が高く、不安になりやすい傾向が明らかになりました。つまり、腸内細菌は、宿主のストレス応答や行動特性を規定する重要な主役であることがわかっています。

このように、腸内細菌の有無が脳内でのストレス反応に影響を及ぼしていること、さらにストレス反応を抑えるのは、**腸内細菌全般ではなく特定の種類の腸内細菌の働きであることがわかってきました。**須藤博士らの研究チームでは、脳内の神経細胞を成長させる脳由来神経栄養《のうゆらいしんけいえいよう》因子《いんし》（BDNF）の濃度を無菌マウスと通常マウスで比べました。そして、無菌マウスでこの濃度が低いことを確認しています。つまり、腸内細菌が脳の発達をうながしている可能性があることを見いだしています。

人間の腸と腸内細菌に関する研究が進むにつれて、腸内細菌は脳とメンタルヘルスにとってとても重要な役割を担っていることが明らかになってきています。

うつ病、双極性障害、統合失調症などの精神疾患を持つ人は、腸内細菌のバランスが崩れ、腸管粘膜弱わまっていることが知られています。ストレスが高まったりすると腸管粘膜が弱わまり、血液の中に腸内細菌やその毒素が流入します。このような状態を腸内細菌叢異常（ディスバイオーシス）といい、精神疾患の原因とされています。

まとめ

腸内細菌の状態が心の状態を決める

腸内細菌は脳の神経細胞をよみがえらせる

長らく再生しないと考えられてきた成人の脳にも神経幹細胞は存在し、とくに海馬に存在していることがさまざまな研究で明らかになっています。

その神経幹細胞から新しい神経細胞（ニューロン）を産み出すことで、認知機能の維持に貢献しているようです。この**ニューロン再生に腸内細菌叢とその代謝物がどのように影響するかを研究するプロジェクトが進められています。**

例えば、損傷した哺乳類の末梢神経系ニューロンの再生能力は、情報伝達をするための管でニューロンの一部である軸索の再生速度が遅いため、非常に制限されています。ニューロンの再生能力は、損傷に依存するメカニズムと損傷に依存しないメカニズムの両方の影響を受けるとされています。後者のうち、運動や環境強化などの環境因子は、軸索再生を促進するシグナル伝達経路に影響を与えることが示されています。

これまでに、遺伝子転写やタンパク質合成、ミトコンドリア代謝、ニューロトロフィンの放出などの経路のいくつかは、断続的な絶食（ファスティング）によって活性化することが明らかにされました（文献3）。

最近、この断続的な絶食が腸内環境の変化を介して、軸索再生能力に影響を与えることが見いだされました（文献4）。

研究チームは、グラム陽性の腸内微生物叢と血清中の腸内細菌由来の代謝産物であるインドール-3-プロピオン酸（IPA）の増加に依存する予期しないメカニズムを通じて、断続的な絶食がマウスの坐骨神経が損傷した後の軸索再生を促進することを明らかにしています。

なかでも、クロストリジウム・スポロゲネスによるIPA産生は効率的な軸索再生に必要であり、坐骨神経痛後のIPAの送達は軸索再生を大幅に促進し、感覚機能の回復を加速しました。

さらに、坐骨神経節からのRNAシーケンス解析により、IPA依存性再生における白血球の一部である好中球が素早く微生物を発見するための方向を決める走化性の役割が示めされました。この結果は、**IPAなどの腸内細菌由来の代謝産物が、免疫介在メカニズムを介して感覚軸索の再生と機能回復を促進する能力を示しています。**

まとめ

ニューロンの再生にも腸内細菌は深く関わっている

そもそも腸内細菌とは何か？

脳に指示を与え、私たちの体を左右するほどの影響を与えている腸という器官。ですが、消化器官としての腸でその主役となるのが腸内細菌です。腸内には細菌がおよそ1000種類、100兆個も生息しているということがわかっています。

これを**腸内細菌叢《そう》と呼んだり、腸内フローラ**と呼んだりしています。

腸内細菌は大きく分けて、善玉菌と悪玉菌、そのどちらでもない中間の菌と、3つのグループがあります。そして、これらの菌は互いに密接な関係を持ち、複雑にバランスを取りながら、私たちの脳や体に影響を与えているのです。

悪玉菌は、肉類に代表されるタンパク質や脂質が中心の食事や不規則な生活、さまざまなストレス、便秘などが原因で腸内に増えていきます。

腸内細菌は肥満、糖尿病、大腸がん、動脈硬化症、炎症性腸疾患などと密接な関係がありま す。こうした疾患を持っている患者の腸内細菌を調べてみると、疾患がない健常者の腸内細菌と比べて、大きな違いがあることが知られています。

本書で紹介する腸内細菌の一部

門:phylum	属:genus	種:sepcies	腸内細菌の特徴腸内細菌の特徴
Firmicutes（ファーミキューテス）	Lactobacillus（ラクトバシラス）	L. gasseri, L. rhamnosus, L. brevis, L.casei	ラクトバシラス属は、糖を乳酸に代謝する乳酸菌群の大部分を占めています。多数の身体部位における重要な常在菌です。プロバイオティクスとして利用されています。ラクトバシラス属は、糖を乳酸に代謝する乳酸菌群の大部分を占めています。多数の身体部位における重要な常在菌です。プロバイオティクスとして利用されています。
	Streptococcus（スレプトコッカス）	S. salivarius, S. mitis, S. infantis	ストレプトコッカス属は、溶血性によってα、β、γの3つに大別されますが、一般的にβ型の病原性が高い。口腔内細菌の多くの占めています。16S rRNA解析により上部、下部消化管からも検出され、プロトンポンプ阻害薬の服用者では便中から高頻度で検出されますが、その病的意義は明らかではありません。ストレプトコッカス属は、溶血性によってα、β、γの3つに大別されますが、一般的にβ型の病原性が高い。口腔内細菌の多くの占めています。16S rRNA解析により上部、下部消化管からも検出され、プロトンポンプ阻害薬の服用者では便中から高頻度で検出されますが、その病的意義は明らかではありません。
	Clostridium（クロストリジウム）	C. difficile, C. butyricum	クロストリジウム属は偏性嫌気性であり、酪酸産生菌として有名なC. butyricumなどの善玉菌から、病原菌としてのC. difficile、C. botulínium（ボツリヌス菌）までさまざまな菌が含まれています。プロバイオティクスとして使用されているC. butyricum MIYAIRI588（ミヤBM®）が有名。クロストリジウム属は偏性嫌気性であり、酪酸産生菌として有名なC. butyricumなどの善玉菌から、病原菌としてのC. difficile、C. botulinium（ボツリヌス菌）までさまざまな菌が含まれています。プロバイオティクスとして使用されているC. butyricum MIYAIRI588（ミヤBM®）が有名。
	Eubacterium（ユーバクテリウム）	E. rectale	ユーバクテリウム属は、腸内だけなく、口腔内、膣内からも分離されています。ユーバクテリウム属は、腸内だけなく、口腔内、膣内からも分離されています。
	Faecalibacterium（フィーカリバクテリウム）	F. prausnitzii	フィーカリバクテリウム属は主にF. prausnitzii菌で構成されていて、ヒトの常在細菌のなかで優勢菌です。酢酸を消費して酪酸を産生するため、次世代のプロバイオティクスとしても期待されています。炎症性腸疾患では減少することが知られています。フィーカリバクテリウム属は主にF. prausnitzii菌で構成されていて、ヒトの常在細菌のなかで優勢菌です。酢酸を消費して酪酸を産生するため、次世代のプロバイオティクスとしても期待されています。炎症性腸疾患では減少することが知られています。
	Ruminococcus（ルミノコッカス）	R. gnavus	ルミノコッカス属はセルロース分解能力を持ち、草食動物の胃などに存在する偏性嫌気性グラム陽性菌の一属。粘液分解菌としても注目され、クローン病との関連も布告されている。R. gnavusによる菌血症が報告されています。ルミノコッカス属はセルロース分解能力を持ち、草食動物の胃などに存在する偏性嫌気性グラム陽性菌の一属。粘液分解菌としても注目され、クローン病との関連も布告されている。R. gnavusによる菌血症が報告されています。
	Blautia（ブラウチア）	B. obeum, B. coccoides, B. wexlerae	ブラウチア属は日本人の腸内における優勢菌の一つで、日本食の特徴である麹に含まれるグリコシルセラミドがブラウチア菌を増やすことが知られています。糖代謝の主要な代謝産物は、酢酸、乳酸、コハク酸、エタノールおよび水素です。最近、B. wexlerae菌が日本人の肥満や糖尿病予防に関わることが明らかにされています。ブラウチア属は日本人の腸内における優勢菌の一つで、日本食の特徴である麹に含まれるグリコシルセラミドがブラウチア菌を増やすことが知られています。糖代謝の主要な代謝産物は、酢酸、乳酸、コハク酸、エタノールおよび水素です。最近、B. wexlerae菌が日本人の肥満や糖尿病予防に関わることが明らかにされています。
Bacteroidetes（バクテロイデス）	Bacteroides（バクテロイデス）	B. fragilis	バクテロイデス属は、偏性嫌気性桿菌であり、多くの菌を含んでいます。難消化性フラクトオリゴ糖、単糖などを代謝して、利用しています。消化管の常在細菌としての優勢菌です。宿主に及ぼす免疫的な機能が注目されています。バクテロイデス属は、偏性嫌気性桿菌であり、多くの菌を含んでいます。難消化性フラクトオリゴ糖、単糖などを代謝して、利用しています。消化管の常在細菌としての優勢菌です。宿主に及ぼす免疫的な機能が注目されています。
	Porphylomonas（ポルフィロモナス）	P. gingivalis	ポルフィロモナス属は、P. gingivalis菌が主で、歯周病菌として有名。P. gingivalis菌は、消化管、気道、膣などからも検出されています。動脈硬化症、心血管合併症、糖尿病などとの関連が研究されています。ポルフィロモナス属は、P. gingivalis菌が主で、歯周病菌として有名。P. gingivalis菌は、消化管、気道、膣などからも検出されています。動脈硬化症、心血管合併症、糖尿病などとの関連が研究されています。
	Prevotella（プレボテラ）	P. elaninogenica, P. copri	プレボテラ属は、炭水化物の分解能が高く、食物繊維の摂取習慣との関連が報告され、短鎖脂肪酸を合成する酵素を多く有しています。一部は、歯周病や膣炎の原因菌でもあります。P. copri菌は胆汁酸代謝にも関与し、糖代謝改善作用も報告されています。プレボテラが多い場合、日本人エンテロタイプE型であることが多く、世界的にもP. copri菌が多いことは一般的な健康と相関します。プレボテラ属は、炭水化物の分解能が高く、食物繊維の摂取習慣との関連が報告され、短鎖脂肪酸を合成する酵素を多く有しています。一部は、歯周病や膣炎の原因菌でもあります。P. copri菌は胆汁酸代謝にも関与し、糖代謝改善作用も報告されています。プレボテラが多い場合、日本人エンテロタイプE型であることが多く、世界的にもP. copri菌が多いことは一般的な健康と相関します。
Proteobacteria（プロテオバクテリア）	Neisseria（ナイセリア）	N. Flavescens	ナイセリア属は、双球菌で、淋菌と髄膜炎菌以外の多くは口腔内の常在菌です。ナイセリア属は、双球菌で、淋菌と髄膜炎菌以外の多くは口腔内の常在菌です。
	Escherichia（エシュリヒア）	E. coli	エシュリヒア属は別名大腸菌属とも呼ばれます。E. coli菌は大腸内で最も優勢な好気性共生細菌で、O157株のような特定の菌株が下痢、腸管出血性大腸炎を引き起こすほか、尿路などではほとんどの菌株が炎症を引き起こします。エシュリヒア属は別名大腸菌属とも呼ばれます。E. coli菌は大腸内で最も優勢な好気性共生細菌で、O157株のような特定の菌株が下痢、腸管出血性大腸炎を引き起こすほか、尿路などではほとんどの菌株が炎症を引き起こします。
	Pseudomonas（シュードモナス）	P. aeruginosa	シュードモナス属は、P. aeruginosa（緑膿菌）が有名。P. aeruginosaは、日和見病原体であり，しばしば院内感染の原因となる。シュードモナス属は、P. aeruginosa（緑膿菌）が有名。P. aeruginosaは、日和見病原体であり，しばしば院内感染の原因となる。
Fusobacteria（フソバクテリア）	Fusobacterium（フソバクテリウム）	F. nucleatum, F. ovari	フソバクテリウム属は、口腔内細菌とされていますが、F. nucleatum菌は大腸がん、食道がんなど、F. ovari菌は潰瘍性大腸炎との関連が報告されています。酪酸産生菌でもあります。フソバクテリウム属は、口腔内細菌とされていますが、F. nucleatum菌は大腸がん、食道がんなど、F. ovari菌は潰瘍性大腸炎との関連が報告されています。酪酸産生菌でもあります。
	Leptotrichia（レプトトリキア）	L. buccalis	レプトトリキア属は、口腔内常在菌ですが、腸管からも検出されます。免疫不全の人に対して、口腔などの粘膜に出血や炎症を引き起こすことがあります。レプトトリキア属は、口腔内常在菌ですが、腸管からも検出されます。免疫不全の人に対して、口腔などの粘膜に出血や炎症を引き起こすことがあります。
Actinobacteria（アクチノバクテリア）	Bifidobacterium（ビフィドバクテリウム）	B. longum, B. dolescentis, B. animalis	ビフィドバクテリウム属は一般的にビフィズス菌と呼ばれるグループで、グルコースから乳酸と酢酸を産生します。30菌種に分類されていて、人では腸内菌叢の中の優勢菌の一つで、日本人の特徴でもあります。本属が多い場合、日本人エンテロタイプD型であることが多い。人の便から分離されるビフィズス菌はB. longum、B. adolescentis、B. breveなどが中心。
	Collinsella（コリンセラ）	C. aerofaciens	コリンセラ属が多いとCOVID-19重症例が少ないことが示され、その機能にウルソデオキシコール酸の産生が関与しています。
	Propionibacterium（プロピオニバクテリウム）	P. acnes	プロピオニバクテリウム属は、特殊なトランスカルボキシラーゼ酵素を用いてプロピオン酸を合成します。P. acnes菌は、手術部位感染症の病原体としても注目されています。
Verrucomicrobia（ウェルコノミクロビア）	Akkermansia（アッカーマンシア）	A. muniniphila	アッカーマンシア属の中心はA. muniniphila菌です。ポリフェノールを含む食品により誘導されることが注目され、長寿者にも多く存在することが知られています。がん免疫療法の有効性に関与することでも注目されています。次世代プロバイオティクスとして、開発が進み、すでにヒト臨床試験での抗糖尿病、抗脂質代謝作用が明らかにされています。
Euryachaeota（ユリアーキオータ）	Methanobrevibactor（メタノブレウィバクテル）	M. smithii	メタノブレウィバクテル属は、代表的なメタン産生菌で、古細菌に分類され、土壌菌ですが、腸内にも生息しています。

図１

食習慣	腸内細菌豊富さや多様性	生理学的効果	腸内細菌の変化	関連する疾患
西洋食の食習慣	低下	短鎖脂肪酸の減少、リポ多糖の増加、炎症の増加、腸管バリアーの増加	バクロイデス属が上昇し、ビフィズス菌、乳酸菌が低下する	肥満、結腸がん、2型糖尿病
地中海の食習慣	上昇	短鎖脂肪酸を増やし、炎症を抑える	ビフィズス菌、乳酸菌、真正細菌、プレボテラ、ローズブリアなどが上昇し、クロストリジウムが低下	心血管系疾患と肥満リスク減少

　また、健康的な腸内細菌の割合は、**ビフィズス菌や乳酸菌（正確には乳酸桿《かん》菌）などの善玉菌が優勢であり、その他の菌ができるだけ劣勢である状態です。**善玉菌は乳酸や酢酸などを作り、腸内を酸性にすることによって、悪玉菌の増殖を抑えて腸の運動を活発にし、**食中毒菌や病原菌の感染の予防や、発がん性をもつ腐敗産物の産生を抑制する腸内環境を作ります。**また善玉菌は腸内でビタミン（B_1・B_2・B_6・B_{12}・K・ニコチン酸・葉酸）を産生します。さらに善玉菌の体を構成する物質には、体の免疫機能を高め、血清コレステロールを低下させる効果も報告されています。

　腸内細菌の中で一番数が多い菌は中間の菌で、次に善玉菌が多く、悪玉菌は少数です。腸内細菌の種類は個人によってさまざまで、最近の研究では、食事や住んでいる国などでも異なります。例えば、大腸にすむ常在細菌の多くは、偏性嫌気性菌であり、酸素でなく水素を求めている細菌です。肉などのタンパク質が腸に流れてくれれば、タンパク質を利用する菌が、食物繊維が流れてくれば、食物繊維を利用する菌が増えていきます。

図1に示すように西洋食、多様性のある地中海食、高食物繊維食などによって、増減する特徴的な腸内細菌叢が知られています。例えば腸内細菌の豊富さや多様性を低めてしまう食事の一つに西洋食がありますが、この食事に関連する疾患としては、肥満や結腸がん、2型糖尿病などがあります。一方、腸内細菌の豊富さや多様性を高める地中海食を習慣的に食していると、心血管疾患と肥満のリスクが減少することもわかってきたのです。

まとめ

腸内には善玉菌、悪玉菌、その他の菌の3つがある

日本人の腸内細菌叢の特徴とは？

健康な日本人１０６人と欧米、中国など11カ国７５５人の腸内細菌叢のメタゲノム解析の結果によれば、日本人の腸内細菌叢には、食物繊維を発酵させるいわゆる善玉菌が多く見られます（文献５）。この発酵反応によって生まれた水素を利用して、酢酸を生成する細菌の遺伝子を持っている人が多いようです。他の11カ国の人の腸内細菌叢では、食物繊維の発酵によって生じた水素はメタン生成に消費されますが、日本人では酢酸生成に消費されます。酢酸の生成によって、悪玉菌が劣勢になり、善玉菌が優勢になって、健康状態が保たれるのです。その他、日本人の腸内細菌叢の特徴としては、炭水化物やアミノ酸代謝の機能が豊富で、海苔やワカメを分解する酵素遺伝子を日本人の約90％が保有していることもわかっています。

なお、この研究では不思議なことに**日本人と中国人では、遺伝子的に似ている部分が多いのにもかかわらず、腸内細菌叢はまったく異なることがわかりました。**ところが、遺伝子的に似ているところがない中国人とアメリカ人の腸内細菌叢のほうが似ていることがわかったのです。その腸内細菌叢が大きく変化する理由は、宿主の居住場所であるであることがわかっています。その理由として腸内細菌叢が食習慣によって大きな影響があることを示しています。ちなみに日本人と似ている腸内細菌叢はほとんどなく、オーストリア人の腸内細菌叢がやや近いということがわかっています。このような独特の腸内細菌叢を持っているため、腸内細菌叢の組成から日本人を特定することができるほどだといわれているのです。

日本人の特徴的な腸内細菌叢は、日本食の中の発酵食品が大きな要因であるとする研究もあります。日本の伝統的な発酵食品である甘酒、みそ、塩麹などには、麹が使われています。この**麹の中の一部は、大腸まで直接到達し、腸内細菌の餌になっていることがわかっています。**

また、漬物や納豆、しょうゆなどの乳酸菌による発酵食品は、日本人の腸内細菌叢のバランスに影響を与えていることがわかっています。

まとめ

日本人の腸内細菌叢は独特である

やる気や心の安定も腸が作っている？

幸福度に関する調査では、その人がどのような考え方を抱いているかということが重要視されます。しかし、その考え方に腸が影響を与えているとしたら、あなたはどのように思いますか？

腸で作られるさまざまな神経伝達物質の中で代表なものがセロトニンです。この神経伝達物質は、脳の中でリラックス、安心感、幸福感などをもたらし、別名「幸せホルモン」とも呼ばれています。

セロトニンの役割は「他の神経伝達物質の調整」です。脳には、喜びや快楽を感じさせる「ドパミン」や恐怖や驚きを感じたときに分泌される「ノルアドレナリン」、興奮や運動に働く「アセチルコリン」などの神経伝達物質が存在し、それぞれが適量ずつ働くことで体のバランスを保っています。その神経伝達物質の量をコントロールしながら心を落ち着かせ、精神を安定させるのがセロトニンの働きです。

ドパミンやノルアドレナリンなど、私たちの心の安定ややる気に関係している神経伝達物質は他にもいろいろとありますが、このうちセロトニンの濃度の影響が９割を占めていることが知られています。つまり、**セロトニンの濃度が低ければ、心の安定が保てなくなったり、やる気がうまく出なくなったりするのです。**

セロトニンの９割は腸で作られる

体内にあるセロトニンの分布の割合は、約90％が腸、約８％が血液中、そして脳内に存在するのはわずか約２％。この約２％の脳のセロトニンのモトが腸から吸収されます（図２）。

食事から摂取した必須アミノ酸（主にはトリプトファン）から、腸内細菌のはたらきでセロトニンのモトがつくられます。それが脳に届くとセロトニンとなり、リラックスや幸福感などの感情を発生させます。腸内環境が良いと十分な量のモトが脳へ送られるため、セロトニンが増えて精神状態が安定する一方、腸内環境が悪いとセロトニンが足りずにイライラや不安感の原因になります。

トリプトファンを摂取できる食べ物は、豆腐、納豆、みそ、しょうゆなどの大豆製品、チーズ、ヨーグルト、牛乳などの乳製品、米などの穀類です。これらを積極的に摂取することも大

図2

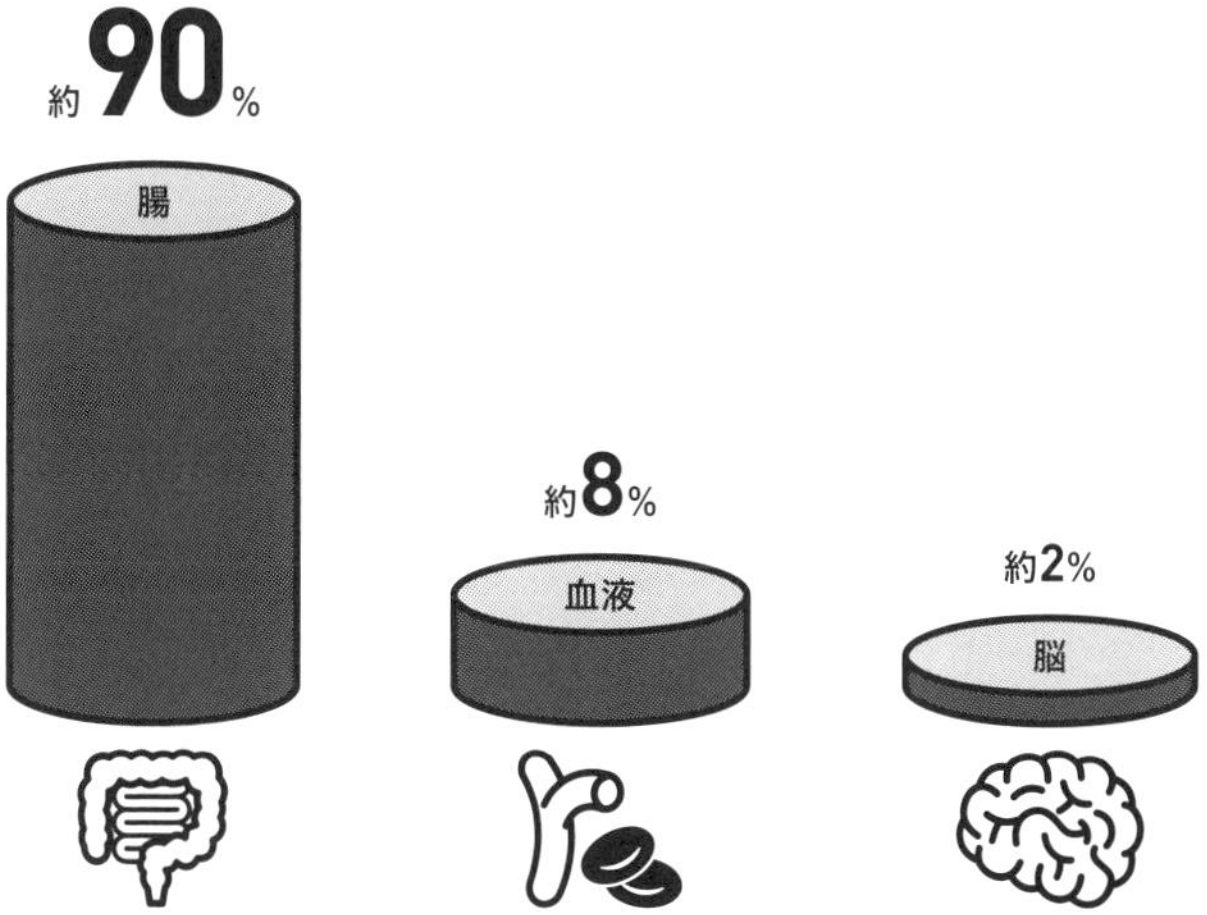

事です。

また、明日からすぐに実践したいのが、起床後すぐに朝日を浴びること。太陽の光が網膜に入るとそれがスイッチとなりセロトニンの分泌《ぶんぴつ》がスタートします。目の網膜《もうまく》が光を感じることでセロトニン分泌が活性化されるので、窓の近くや外に出て10〜30分ほど、しっかりと太陽の光を浴びましょう。

光の強さは２５００〜３０００ルクス以上が望ましいため、５００ルクス程度しかない室内の電灯では効果がないようです。セロトニンには、体を活動モードにして心のバランスを整える効果もあります。

太陽の光を浴びるとなんとなく気分がいいのは、**セロトニンのそんな性質と働きが関係して**

いたからです。体内時計を正すのにも役に立っています。

さらに、運動はセロトニンの量を増やすもっとも簡単で効果的な方法です。息が少し切れるくらいの軽いウォーキングを30分するだけでも、セロトニンの分泌量を増やすことができます。朝ごはんをリズムよくかんで食べる、吐く息を意識して深呼吸をするなどでも効果的です。ぬるめのお湯につかったり、ストレッチをしたりとリラックスする時間も設けてみてください。セロトニンを増やすだけでなく、自律神経を整える効果も期待できます。

まとめ

やる気が出るのも腸内細菌次第

腸の中のセロトニン濃度は腸内細菌で決まっている

このように私たちの気分や行動にも影響を与える神経伝達物質のセロトニンですが、この濃度を決めるのもやはり腸内細菌なのです。

生体内のセロトニンはトリプトファンからトリプトファン水酸化酵素ＴＰＨを律速酵素として生成され、ＴＰＨ１とＴＰＨ２の２種類のアイソフォーム（構造は異なるが同じ機能をもつタンパク質のこと）が存在しています。ＴＰＨ１は腸クロム親和性ＥＣ細胞などの主に末梢のセロトニン産生細胞に、ＴＰＨ２は主に中枢のセロトニン神経系の細胞に現れています。

腸の限られた場所のセロトニン（５‐ＨＴ）は、腸管の蠕動《ぜんどう》運動などのいくつかの胃腸機能に関係しています。セロトニンは、腸内細菌叢の代謝物からのシグナルを含む多くの刺激に応答して、腸クロム親和性細胞から放出されます。この腸クロム親和性細胞の管腔側の細胞表面にはセロトニン受容体（５ＨＴ４Ｒ）が存在していて、管腔側のセロトニンを感知するシステムが知られています。

しかし、腸内細菌叢が腸管腔内のセロトニンレベルを調節する特定のメカニズムは、いまだ明らかにされていません。

九州大学の須藤信行博士らは、ノトバイオートマウス（特定の微生物のみ定着したマウスのこと）を用いた研究により、共役カテコールアミン（ノルアドレナリン・アドレナリン・ドパミン）の脱抱合（分子などを分ける代謝の一つ）によって遊離カテコールアミンを生成できることを示しました。一方、細菌酵素による脱抱合は、腸内微生物が腸内腔で遊離セロトニンを生成できるメカニズムの一つである可能性があるとしています。

この研究では、無菌GFマウスと、通常の環境下（specific pathogen free; SPFと呼ばれている）で飼育されたマウスの糞便を再定着させたノトバイオート（EX－GF）マウスを使用して、この仮説を検証しました（文献6）。盲腸および結腸の内腔におけるセロトニンレベルは、EX－GFマウスよりもGFマウスで有意に低く、さらに、これらのレベルは、特定の病原体をもたない細菌叢への曝露後わずか3日以内に急速に増加しました。セロトニンの大部分は、EX－GFマウスでは遊離型が大部分でしたが、GFマウスではセロトニンの約50%が結合型で見つかりました。

これらの結果は、**腸内細菌叢が生物学的に活性な遊離5－HTの産生を促進する上で重要な役割を果たしているという仮設を支持しています。**腸内細菌の酵素βグルクロニダーゼによるグルクロニド結合セロトニンの脱結合は、腸内腔での遊離セロトニン産生に寄与するメカニズムの一つと考えられます。βグルクロニダーゼは特定の細菌というよりは、比較的多くの腸内細菌、ビフィズス菌、ストレプトコッカス、ラクトバチラスなど多くの菌に存在している酵素として知られています。つまり、こうした腸内細菌がセロトニンの濃度を左右していることが、わかったのです。腸内環境が悪くなると私たちの気分や行動にも大きな影響が出てしまうのです。

まとめ

脳が担う気分や行動も腸内細菌が介在している

「今日、何を食べようか？」腸が決めている？

今日は「脂のこってりしたものが食べたいな」とか、「あっさりした食事がしたい」という考えは、自分の意思で行っていると思っている人も多いでしょう。しかし、それは間違いかもしれません。なぜなら**腸が決めているという研究結果がある**からです。

人の消化管には1000種以上の腸内細菌が生息しており、腸内細菌は人が摂取した食べ物からエネルギーを得て生きています。また、人間に共生している腸内細菌はエネルギーを与えてもらうのと引き換えに、消化を助けたり、悪玉の腸内細菌を退治したりしてホスト（人）の体調を整えてくれていることも知られています。普段は腸内細菌の存在を意識することはありませんが、人間と腸内細菌は持ちつ持たれつの関係を保っているというわけです。このように、人にとってありがたい存在の腸内細菌ですが、人の体調を管理してくれているだけでも**人の食べ物の選択をも管理している可能性**を、カリフォルニア大学のマーレイ教授らの研究グループが指摘しています（文献7）。

それによると、腸内細菌は猛烈な生存競争をしており、細菌同士の**生存競争の過程で人の食**

べ物に対する欲求にも影響を与えているとのこと。具体的には、腸内細菌は他の種の腸内細菌との生存競争に勝つために、自分がより成長できる栄養素を摂取するよう人間に働きかけたり、逆にライバル種の腸内細菌が欲する栄養素を抑制するよう働きかけたりと、「綱引き」を行っているとしています。

この綱引きでは、腸内細菌は宿主の味覚を感じる味覚受容体を変化させて特定の食品をよりおいしく感じさせたり、空腹を誘発するホルモンを出したり、食べ物の摂取を抑制するように迷走神経を操作したりするとのことです。さらに、腸内細菌は他の種の腸内細菌との生存競争に打ち勝つために、宿主の健康増進よりも自らの種の繁栄に有利になるように働きかけることさえあると指摘しています。つまり、高脂質の食事を餌にしている細菌が、あなたの食欲を操ることとすらあるのです。

食べ物に腸が影響される

私たちが何を食べるかによって胃腸の中の腸内細菌の状態が変化することがわかっています。どの腸内細菌が多いか少ないかによって、活性化される遺伝子や吸収される栄養素が変わってくることも判明しています。無菌のマウスでは食べた脂肪の吸収が悪くなるようです。

さらに、食べ物と腸内細菌の関係は一方通行ではなく、「食べ物に細菌が影響される」だけでなく、「細菌の状態によって食べたいものが変わる」のですが、これまで、実際のところどのようにして腸内細菌が私たちの食べるものに影響を及ぼしているのかはわかっていませんでした。

マウスの胃に直接エサを注入して摂食行動が味覚の影響を受けないようにした実験により、内臓が脳と連携して何を食べるかを決定するメカニズムの詳細が明らかになりました。

研究チームはキイロショウジョウバエの食習慣を研究することで、特定の種類の腸内細菌叢が宿主に足りない栄養素を検知し、どのくらいの量の栄養素を摂取すべきかを測定するということを発見しました（文献8）。

チームは、まずグループ1のハエに必須アミノ酸をすべて含んだショ糖の溶液を与え、グループ2のハエにはいくつかの必須アミノ酸を取り除いた餌を与えました。必須アミノ酸はタンパク質の合成に必要な物質なのですが、体内で作り出すことができないので、体外から取り入れるしかないものです。そして3つ目のグループのハエには、どの必須アミノ酸が腸内細菌によって検知されているのかを明らかにすべく、一つずつ必須アミノ酸を取り除いた餌を与えました。それぞれの餌を与えられたハエは、72時間後、プロテインを豊富に含んだイーストと通常のショ糖溶液が餌として与えられました。すると、**必須アミノ酸を欠いた食事を行った2つのグループのハエは、足りない栄養素を補うべくイーストを強く求めるようになっていま**

した。

しかし、その後、研究者らがラクトバチルス・プランタルム、ラブレ菌、アセトバクター・ポモラム、コメンサリバクター・インテスティニ、エンテロコッカス・フェカリスという5種類の腸内細菌をそれらのハエの消化器官内で増加させると、必須アミノ酸を制限した餌を行っても、ハエはイーストを求めないようになったそうです。

この時、特定のバクテリアを取り除いたハエの必須アミノ酸レベルは低いままで、ハエやバクテリアが自分で足りない必須アミノ酸を作り出したということはありません。にも関わらず、「必須アミノ酸がなくても問題ない」と消化器官の細菌が宿主の脳に伝えているかのような働きが生まれていたわけです。

5種類の細菌のうち影響力が大きいのはラブレ菌とアセトバクターで、この2つの細菌の量を増やされたハエはタンパク質への渇望が抑えられ、糖をより強く求めたそうです。通常であればアミノ酸の欠乏は細胞の成長や再生が阻害され、ゆえに生殖能力も落ちるのですが、この細菌を増やされたハエは、機能を回復させたとのことです。

続いて、研究チームは、アミノ酸の一種であるものの必須アミノ酸ではないチロシンを生成するのに必要な酵素をハエの体内から取り除きました。これによって、ハエは必須アミノ酸のようにチロシンを食べ物から取り入れる必要があるのですが、体内のラブレ菌とアセトバクターを増やしても、ハエが食べ物からチロシンを求めることを抑制することはできませんでした。つまり、ハエの腸内細菌叢は必須アミノ酸の摂取だけを検出できるようになっていたわけです。

今回の研究によって、宿主である生物と体内の細菌の間に独特の進化があることが示されるとともに、腸内の細菌が宿主の脳に情報を送っていることを強く示す事象が確認されたことになります。**細菌は「宿主が何を食べているか」によって食事を左右し、また宿主が社会的であったほうが繁殖範囲を広げていけるので、「必須アミノ酸しか検知しない」といったシステムには、細菌が進化するにあたっての理由が何かあるのかもしれません。**

まとめ

あなたが食べたいものは、あなたの腸が決めている

男性の腸はなぜ下りやすいのか？

男性の読者だったら、よくご存じかもしれませんが、毎朝、駅や会社の男性の個室トイレは満室状態が続いています。個室トイレの数が少ないわけではありません。**実は男性は腸が弱く、ストレスの影響が腸に出ることが多いのです。**腸内細菌の種類も性別で違いがあり、その反応も性別によって変わります。

うんちの状態（便性状）別に腸内細菌叢解析結果を見てみましょう。

便性状の分類には、視覚的に便性状を7段階に分類するブリストル便性状スコア（Bristol Stool FormScore; BSFS）がよく使われています。

これは、Type1（兎糞状の硬便）、Type2（ソーセージ状の硬便）、Type3（表面にヒビ割れを伴うソーセージ状のやや硬い便）、Type4（表面がなめらかなソーセージ状便：普通便）、Type5（やや軟らかい半分固形の便）、Type6（泥状便・小片便）、Type7（水様便）のように分類されます。これらの便性状は腸管通過時間を反映し、便回数頻度と合わせて腸管運動機能を推定するのに役立つ指標となっています。

実は、うんちの状態が生活の質（QOL）を示しているという研究もあります。Type4のQOLが最も高く、硬い便になるに従いQOLが低下するだけでなく、軟かい便になるに従い同様にQOLは低下するようです（文献9）。

そこで私たちは、277名の日本人健常者の腸内細菌叢を解析し、BSFSとの関連について報告しました（文献10）。

興味深いことに菌叢構成の多様性（β多様性）について男女差を認め、属レベルでの解析では食物繊維を分解する能力が高いプレボテラ属、メガモナス属、潰瘍性大腸炎や大腸がんの原因菌とされるフソバクテリウム属、ビールの品質を腐敗させるメガスファエラ属が男性に優位な菌であり、ビフィズス菌で有名なビフィドバクテリウム属、ルミノコッテカス属、ムチンを好むアッカーマンシア属が女性に優位な菌でした。

さらに、腸内細菌叢とBSFSとの関連を解析した結果、多様性（細菌叢の豊富さ、均等度）については、男女ともに便性状において明らかな差異はみられませんでした。しかし、属レベルの腸内細菌叢解析結果では、**男性の軟便傾向の便（BSFS Type5、Typ6）**でフソバクテリウム属、オシロスピラ属が有意に増加し、硬便傾向の便（BSFS Type1、Type2）でオシロスピラ属が増加していたのです。ビフィドバクテリウム属は平均して10％を占める日本人女性に多い特徴的善玉菌で、全体で見ても**便秘傾向の便（BSFS Type1、Type2）**で増加しており、その傾向は女性でより顕著という結果でした。

下痢気味の人は年収が多い？

前述のように日本人男性は軟便傾向が多いわけですが、軟便傾向が強くなると下痢型過敏性腸症候群という病気を発症することがあります。

日本人を対象にした調査では、下痢型過敏性腸症候群は男性に多く、時に若年女性では便秘型が多いのに対して、若年男性では下痢型が多いことがわかっています。日本人を対象にした調査では、下痢型過敏性腸症候群の有病率は一般男性の８・９％、年代別では20代が11・２％、30代10・０％、40代10・４％、50代７・８％、60代以上５・３％と若年層で発症頻度が高い傾向が認められています。

興味深いことは、下痢症状発現にともなう社会生活への影響についての調査で、困った状況が生まれることが多いことです。

その困る度合いが高いのは、「仕事での作業時」、「朝の通勤・通学途中（電車・バス・自家用車）」や「旅行での移動中」となっています。

さらに下痢型過敏性腸症候群は役職に就いている割合が高く、このため、個人年収・世帯収入ともに高く、社会的地位が高い傾向があり、朝食の欠食率が高い、遅刻、欠勤・欠席などの経験頻度が高いなど、日常生活に支障を来している傾向がみられています（文献11、12）。

私は京都から東京への新幹線を頻回に利用していますが、駅構内の男性個室トイレの使用頻度が高いことを実感しています。下痢は我慢することができないため、日本人若年男性の働き盛りの人にとって大きな問題となっています。

まとめ

便の特徴は年収も左右する

親の腸内細菌と発達障害

子どもの行動上の問題は、育て方にあると古くから信じられてきました。しかし、近年の研究によると、学齢期の子どもの行動上の問題には、**腸内細菌が関与している可能性**があることが明らかになりました（文献13）。

子どもの行動と腸内細菌叢の関係を調べるため、5～7歳の40人の小児から採取した便検体を分析し、腸内細菌叢の組成を調べました。その結果、**腸内細菌叢の組成は学齢期の子どもの行動と強く関連することがわかりました。**家族と強い絆で結ばれている子どもと家族との絆が弱い子どもでは、腸内細菌叢に違いが見られることから、腸内細菌と子どもの行動との関連には、家族との関係も大きく影響する可能性があります。こういった研究は、現状での観察研究であるため、腸内細菌叢の異常が行動異常の原因であることを証明している訳ではありませんが、これまでの実験的な研究をサポートする重要な知見であるといえます。

では、生まれた子どもの腸内細菌叢はどのようにつくられるのでしょうか？

それは、**母親の腸の中にある常在細菌叢を第一の源として、家庭、家族からも影響を受け、**

3年ぐらいで完成するとされています。何らかの環境要因で母親の細菌叢が撹乱された場合には、その撹乱した腸内細菌叢を子どもが継承してしまう場合があります。さまざまな環境要因が児の腸内細菌叢の定着に影響し、その結果として脳の発達に影響があることが明らかになってきました。

これまでに明らかにされた環境要因としては、

❶母親の感染症罹患
❷母親の食事、特に高脂肪食摂取
❸周産期のストレス
❹分娩様式（経腟分娩か、帝王切開か）
❺授乳様式（母乳か、人工乳か）

などが、子どもの腸内細菌叢の定着に影響を与えることが示されています。

ヒトにおける検証は十分ではありませんが、動物モデルではいくつかの報告があります。**妊娠期の感染症の罹患は免疫細胞の活性化、サイトカイン上昇の影響を受け、子どもの自閉症スペクトラム症候群（ASD）のリスクが増加します。**とくに、妊娠14週〜27週の発熱を伴う感染症においてリスク増大が報告されています。

まとめ

親の腸内細菌が子どもの行動特性に影響を与えている

また、母親の肥満が生まれてくる子どものＡＳＤのリスクを上昇させることが知られています。マウスの研究では、肥満そのものがリスクというより肥満に至るまでの周産期の母親の食事の内容が、児の腸内細菌叢に影響を与えるようです。

未妊娠の雌マウスに高脂肪食を与え、肥満させた後に雄を交配させる実験を行うと、その母親から生まれた子どもはＡＳＤ様症状である社会行動の異常を生じることが報告されています。

さらに、肥満の母親だけでなく、この子どもの腸内細菌叢はディスバイオーシスとなっていて、乳酸菌の一つであるラクトバチルス・ロイテリなどの占有率が低下していました。仔へのラクトバチルス・ロイテリの投与により、社会行動異常は改善し、視床下部において低下していた愛情ホルモンの一つであるオキシトシンレベルが上昇することも確認されました。

ビフィズス菌の摂取が認知症を改善

ビフィズス菌は、加齢とともに著しく減少することが知られています。以前からビフィズス菌の減少が認知症の進行に関わっていることが報告されていました。では、ビフィズス菌を摂取することにより、症状を改善させることができるのでしょうか？

その研究に力を注いでいるのが森永乳業株式会社の研究グループです。研究グループは、同社が保有する多くのビフィズス菌株の中からアルツハイマー型認知症の発症を抑制する可能性がある菌株としてビフィズス菌MCC1274（ブレベ菌）を特定しました。

基礎研究やプレ臨床試験の結果、認知機能が低下したグループでの認知機能改善作用が期待される結果が得られました。そこで、森永乳業の勝又紀子博士らの研究グループは、さらに研究を進め、軽度の認知症障害の疑いがある50歳以上80歳未満の80名を対象にした研究では、即時記憶や視空間、構成、遅延記憶を司る脳の認知機能の点数が有意に向上したのです（文献149）。

一方、順天堂大学大学院医学研究科ジェロントロジー研究センターの浅岡大介博士らのグループは、MCC1274の摂取による経度認知障害患者の認知機能改善と脳萎縮進行の抑制効果を明らかにしています（文献150）。特に「見当識と呼ばれる評価項目が有意に改善されていることが明らかになりました。見当識とは、日付や現在の時刻、場所や周囲の状況、人物の把握などを総合的に判断し、自身が現在置かれている状況を把握し理解する能力のことです。今後の展開を期待したいところです。

アンチエイジングのカギを握る腸内細菌

人間の体は平均的な寿命よりも生物学的に長生きできることがさまざまな研究で指摘されています。それなのに、なぜ短い寿命で死を迎えてしまうのでしょうか。それには、老化を進める老化時計のようなものが、遺伝子などにセットされているのではないかと長らく考えられてきました。

実は腸内細菌は、老いを促進したり、遅らせたりする老化時計の役割があることが、最近、明らかになりつつあるのです。

Wilmanski博士ら（文献14）は、腸内細菌叢の多様性に関する解析を行い、腸内細菌のＡＳＶ（amplicon sequence variant）レベルでのβ多様性の新たな指標（Bray-Curtis uniqueness）による独自性指標を提案しています。この指標は生物学で２つの異なる情報の非類似度を定義するときの指標です。それによると、この指標は加齢に伴い増加し、暦年齢と最も相関することを示しました。

さらに、この独自性指標に相関する腸内細菌叢を解析すると、独自性指標の増加とバクテロイデス属細菌の減少が相関し、独自性が低値群あるいはバクテロイデス属細菌の占有率が高いグループは4年後の生存率が低いことを前向きコホート研究により明らかにしました。

多様な菌を持つことが老化防止につながる

フィンランドのSalosensaari博士ら（文献15）は、7211人の同じ因子をもった腸内細菌叢と死亡率の関連を15年間追跡し、死亡率と関連する腸内細菌叢の特徴を明らかにしています。彼らは多様性解析の中から、**α多様性（ShannonやObserved）は死亡率に関連せず、β多様性の中で主成分分析の第3成分（PC3）が死亡率と正の相関があることを見いだしています。**結果、PC3と死亡率との相関は、年齢、性、BMI、喫煙、糖尿病、抗がん剤、免疫調整薬、高血圧、降圧薬に影響を受けず、生活習慣などが異なるフィンランド西部地区と東部地区でも同様に観察され、腸内細菌科（エンテロバクテリウム）の影響を強く受けることが明らかにされました。腸内細菌科細菌は、プロテオバクテリア門の優勢菌で、通性嫌気性で、ブドウ糖を発酵し、さらには硝酸還元作用を有する菌が多く、大腸菌のエシェリヒア属、クレブシエラ、プロテウス、サルモネラ、赤痢菌のシザラ、エルシニアなどが含まれます。さらに、腸内細菌科の占有率が高いグループは、がん、特に消化管疾患による死亡率が高いことも示されました。

以上の2つのコホート研究は、健康長寿を予測する単一の腸内細菌は存在せず、多様性指標で見いだされた腸内細菌叢のバランスが有用であることを示しています。しかしながら、**冒頭で紹介したように日本人の腸内細菌叢は欧米とは類似性が低いことも知られていて、日本人への応用が可能かどうかについては慎重に解析を進める必要があります。**

大変興味深いことは、私たちが進めている「京都丹後長寿コホート研究（要因と疫病発生の関連を調べる観察）」における腸内細菌叢解析の結果でも、京都市内の65歳以上の高齢者に比較して長寿地域の京丹後ではプロテオバクテリア門、バクテロイデス属の占有率が低いことです（文献16）。

あくまでも推測ですが、占有率が高いファーミキューテス門の酪酸産生菌が腸内環境の維持に寄与し、大腸内の酸素濃度を低下させて、通性嫌気性であるプロテオバクテリア門の増加を抑制しているのかもしれません。つまり、それによって善玉菌の優勢が維持され、長寿につながっているのではないかということです。

まとめ

健康状態を長く維持するには腸内細菌にも目を向ける

睡眠も腸によってコントロールされている

ヒトを含めた哺乳類は，地球の自転とほぼ同じ約24時間周期で体内環境を変化させていて、これは概日リズムと呼ばれています。光の刺激などがないところでも概日リズムは維持されることから、このリズムは「体内時計」とも呼ばれ、血圧や体温などの日内変動を決定していることが解明されつつあります。

哺乳類における**概日《がいじつ》リズムは、脳の視床下部の視《し》交《こう》叉《さ》上核《じょうかく》（suprachiasmatic nucleus: SCN）が概日リズムの中枢であり、他の臓器の概日リズムも制御しています。**SCNを破壊した動物では規則的な活動ができなくなります。さらに、SCNの一つひとつの神経細胞は24時間周期で時計遺伝子の転写がなされ、概日リズムの発振を行っています。この時計遺伝子の発現の異常は、概日リズムの異常を引き起こし、睡眠の異常となるわけです。

概日リズムは中枢性のリズムのみならず、**肝臓や消化管などの末梢臓器にも存在することがわかっています。**腸管における遺伝子発現の30％程度が概日リズムを示すことが報告されていて、腸管上皮の増殖、腸管透過性などに概日リズムがあるようです。消化管でもClockやBmal1などの時計遺伝子の発現が認められ、発現は特に下部消化管、大腸に多く、またその発現部位は、粘膜固有層ではなく上皮層が中心とされています。腸管上皮細胞はさまざまな機能がありますが、糖の取り込みや脂質の吸収に関わるトランスポーターは夜に、ペプチドのトランスポーターは昼に増加します。

また、上皮細胞以外に、数は少ないのですが腸管内分泌細胞が存在しています。腸管内分泌細胞の一つであるグレリン産生細胞もBmal1やPer1/2などの時計遺伝子の支配を受けていることがわかりました。

腸内細菌のバランスが体内時計に影響を与えている？

興味深いことに腸管内腔に存在する腸内細菌の日内変動が報告されています。マウスにおいてはクロストリジウムやラクトバチラスが日内変動を示すこと、種レベルではラクトバチラス・ロイテリが暗期に減少し、デハロバクテリウムは増加するようです。

さらに興味深いことに、腸内細菌の日内変動は、時計遺伝子を欠損したマウスでは認められなくなることがいわれています。

つまり、**腸内細菌の日内変動は宿主の時計遺伝子の支配を受けていると考えられます。**また、時計遺伝子を欠損したマウスにおいても、**時間を定めた食事摂取を行わせることで腸内細菌の日内変動が回復することも示されました。**したがって、腸内細菌に日内変動を生じさせる因子としては、時計遺伝子と摂食が存在し、摂食が腸管のリズム形成により重要であることが考えられます。

これらの無菌マウスの研究から、腸内細菌と概日リズムの密接な関係も明らかになっています。シカゴ大学医学部のヴァネッサ・レオーネ博士らの研究（文献43）では、無菌マウスと通常マウスで視床下部内側基底部や肝臓の時計遺伝子のBmal1やClockの発現を比較しました。視床下部内側基底部と肝臓にある時計遺伝子は、24時間周期で光や暗さに反応する明暗サイクル、睡眠や覚醒のサイクルに応じて代謝を調整しているからです。この仕組みに腸内細菌が大きく関わっているのです。

実験では次のようなことがわかりました。腸内細菌がない無菌マウスは、低脂肪または高脂肪食を与えられても、体重が増加しませんでした。なぜなら時計遺伝子が活動しなかったからです。

しかし、従来の方法で育てられた腸内細菌が存在するマウスは、体重が増加しました。腸内細菌由来の代謝物が視床下部内側基底部と肝臓の概日リズムを調整したり、変更したりする能力があるということです。

また、研究では、従来の方法で飼育されたマウスの腸内微生物叢を調べると、その日食べた食事の内容に応じて、日毎に腸内細菌が変化していたのです。腸内細菌から生み出される体重の増減にも大きく関わっている短鎖脂肪酸（詳しくは76ページ参照）は、肝臓の肝細胞にある時計遺伝子を直接、調整していることがわかりました。

つまり、食事を摂取する時間や食事の内容が腸内細菌を通じて、睡眠の良し悪しを決めているということがわかったのです。良質な睡眠を取りたいのであれば、まず食事の時間や食事の内容を見直すことが必要なのです。

まとめ

腸内細菌が睡眠も支配している

食べ物によって体内時計を乱さないために

食・栄養と体内時計の関係を調べる学問は「時間栄養学」と呼ばれています。時間栄養学は2つの方向性があります。第一に体内時計が食・栄養の働きを調節する方向性です。時計遺伝子が胃・腸の遺伝子発現をコントロールし、栄養や食品成分の消化・吸収に関わるだけでなく、吸収された成分の肝臓での分解・再構成、腎臓からの排泄も支配しているのです。栄養や食品成分は摂取する時間によって作用強度が異なる可能性を示しています。

第二は食・栄養が体内時計の周期や振幅のみならず、摂取のタイミングに応じて位相を前進や後退でリセットする可能性を解明する研究です。この「リセット」とは、体内時計の約1日の周期というのは、ヒトの場合24時間より15〜20分程度長いと考えられていて、時計の針を毎日15〜20分ほど進める刺激が必要になります。体内時計を動かす外界の刺激を同調刺激と呼ばれていて、光や温度刺激、あるいは食事や運動などが知られています。さて、どのような食事により体内時計が乱れ、あるいはリセットされるのでしょうか？　朝食は、リセットに重要とされ、1日を能動的・活動的に過ごすために欠かせません。朝食を抜くと身体が目覚めるのに時間がかかるため、体内時計は乱れたままになってしまいます。同様に、夜ごはんの時間が毎日ズレるのもあまり良い状態とは言えません。寝る1時間前までには夜ごはんを済ませ、入眠の妨げにならないように気を配りましょう。

第2章

腸を制するものが、心と体を制する

すごい腸（消化管）、ざんねんな脳

第1章では、脳をもコントロールする腸のすごさを紹介してきましたが、第2章では、さらにそのことを深堀りしていきましょう。

生物の発生には、**系統発生と個体発生**という区別があります。系統発生とは、新しい種が誕生する動物の進化の過程を指し、下等なものから高等な生物へと少しずつ変わってきた進化の過程をいいます。個体発生とは、一個の受精卵から体が作られる過程を指します。この2つの発生の過程では、腸が最初にできるとされています。

系統発生において、最も原始的な多細胞動物であるヒドラがわかりやすいです。この動物は腸だけでできており、脳さえありません。ヒドラは腔腸動物門ヒドロ虫綱ヒドロイド目ヒドラ科に属する淡水産の小動物です。ヒドラには、口およびそれに続いて胃腔がありますが、肛門はありません。口の周囲に6～8本の長い触手があり、触手上にある刺胞でミジンコなどを捕らえて食べる動物です。

イソギンチャク、クラゲ、ウニ、ナマコなども腸はありますが、脳はありません。

個体発生では、受精卵からスタートし、細胞が分裂、増殖するためには栄養分を必要とします。そのためには栄養を吸収する腸が必要です。

このため最初に腸ができるのは当然です。ニワトリの卵がよい例で最初の血管は卵黄を入れる袋にでき、この卵黄の袋が体に取り込まれて、のちの腸管になります。

動物の進化の上でも、**個体発生においても、まず腸ができます。**体づくりのスタートが腸であることからも、腸という器官の重要さが理解できるでしょう。消化管は「第二の脳」と呼ばれるように、固有の神経系が発達し、その神経系は脳とは独立しています。食べるところ（口）と、出るところ（肛門）は脳の管理下にありますが、その間の部分では、脳の指示などなく消化管が独自に消化吸収をコントロールしているのです。

脳の危険察知能力は腸に劣る

腸の独立性がわかりやすい例は、毒物や腐った物を食べた時です。実をいうと脳の危険察知能力というのは、あまり優れていません。

危険なものが誤って胃腸に入った時には、消化管は嘔吐と下痢で対応します。これは、腸が

独自で行う防衛システムとも言えます。

このシステムを担うのが消化管内分泌細胞と呼ばれるセンサー細胞です。危険な物質が胃や腸の中に入ると、それをセンサー細胞がすばやく危険を感じ取ってセロトニンという神経伝達物質を出して、信号を送ります。そのシグナルが胃の壁に分布している迷走神経を刺激し、危険情報を脳に送り「吐き出せ」と命令します。

吐くというのは動作を伴いますから脳が関与しますが、危険物が腸にあるときに起こる下痢は腸の運動ですから、消化管だけで処理できるので、脳に伝える必要はありません。だから下痢は、ある時、突然起こって、自分の意思で止めることがなかなか難しいのです。

ノロウイルスによる感染性腸炎では水分たっぷりの下痢便が頻回になりますが、これは消化管が危機を察知しているからです。下痢を止める必要はなく、脱水を治療することが最も重要です。

まとめ

腸は脳より早く、危険を察知している

うつ病になる人の腸内細菌叢は荒れている

新型コロナウイルス感染症が流行することで、自宅でリモートワークをする人が増えています。しかし、その一方で自宅に引きこもるようなことが原因となって、うつ病などの心の病を併発している人も少なくないようです。

しかし、うつ病の症状が出ている患者さんをよく観察してみると、実際は、うつ病の患者さんは下痢、便秘などのお腹のトラブルを抱えている人がたくさんいます。**過敏性腸症候群の診断基準を満たしていなくても、お腹の調子が悪い人が多いようです。**

最近、ベルギーで実施されている腸内細菌叢プロジェクトに参加している1054人を対象にしたうつ病との関連が報告されました（文献17）。

その結果、酪酸を産生する腸内細菌のフィーガリバクテリウム属およびコプロコッカス属は、より高いQOL指標と相関しています。ディアリスター属、コプロコッカス属はともに、抗うつ薬の交絡因子を補正した後でも、うつ病において激減していました。

さらに、腸内細菌500種類以上のゲノム（全遺伝情報）を調査し、一連の神経刺激性化合物を生成するための各細菌の能力を分析した結果、ドパミン代謝物である3,4-ジヒドロキシフェニル酢酸の細菌による合成の可能性があり、精神的な生活の質と正の相関があることが確認されました。この結果は、腸内細菌による神経伝達物質が人の神経活動に影響する可能性を示しており、今後の成果が期待されます。

日本人のうつ病の特徴とは？

日本人のうつ病に対する腸内細菌解析も報告されています（文献18）。定量的PCR法による解析の結果、**大うつ病患者群（n＝43）のビフィドバクテリウム属やラクトバチラス属の占有率は健常者群に比較して有意に低下していて、ラクトバチルス属の総菌数も低下傾向にありました。**

また、それぞれの菌についてROC解析による患者群と健常者群を区別する最適のカットオフ値が計算された結果、ビフィドバクテリウム属がカットオフ値（便1gあたり109・53個）以下の菌数だったのは大うつ群で49％、健常者群では23％であり、オッズ比3・23（95％信頼区間1・38－7・54、p=0.010）と報告されています。ラクトバチラス属では、カットオフ値（便1gあたり106・49個）以下の菌数だったのは大うつ群で65％、健常者群では42％であり、オッズ比2・57（95％信頼区間1・14－5・78、p=0.027）でした。

以上の結果は、少なくとも日本人のうつ患者においてはビフィドバクテリウム属やラクトバチラス属が低下している頻度が高いことを示しています。

中国のグループもうつ病患者の腸内細菌叢を健常者と比較した結果、うつ病患者では門レベルでアクチノバクテリアの増加とバクテロイデスの減少が認められました（文献19）。さらに男女別に解析すると、健常人と比較してうつ病で増加する細菌の上位3属は、男性ではブラウティア、アクチノバクテリア、コリオバクテリア、女性では、バクテロイデスが示されました（文献20）。他の疾患での解析と同様に、疾患と腸内細菌叢の関連解析においては国による差異、性差などを考慮する必要があります。

腸内細菌叢がうつ病の治療の効果に影響することも報告されています（文献21）。大うつ病患者の腸内細菌叢とその代謝物と抗うつ治療薬の有効性との関連が解析されました。治療有効群に比較して、無効群の腸内細菌叢はアクチノバクテリア門、クリステンセネラ科、エガセラ科、アドラークルツィア属、クリステンセネラR7属の占有率が高い特徴が見いだされました。さらに、代謝物分析では、主に脂質代謝に関与する20の異なる代謝産物が見いだされました。

このような研究は次の2つの点で重要です。第一に、腸内細菌叢の組成と代謝機能の変化が抗うつ薬への反応に関連している可能性があることであり、第二に抗うつ薬の有効性に関与する新たなメカニズム解明につながる可能性もあります。

腸内細菌叢の遺伝子機能と関連代謝物を網羅的に解析することにより、大うつ病における重要な代謝経路がいくつか明らかになっています（文献22）。うつ病では属レベルでバクテロイデスの占有率が増加、ブラウティア、ユーバクテリウムが低下し、３つの特徴的なアミノ酸代謝が見いだされ、それらを組み合わせて診断することにより、大うつ病の診断が可能と報告されました。

特にトリプトファンの代謝は興味深く、大うつ病ではキヌレイン経路遺伝子が活性化し、代謝物では3-インドールエタノールが増加し、キノリン酸やトリプトフォールが減少していました。これらはうつ病の病態に影響を与えます。

腸内細菌叢の詳細な情報、腸内ならびに血清代謝物情報が集積されつつあり、うつ病と腸脳相関に関する論文も増加してきています。ますます目が離せない領域となっているようです。

まとめ

腸内細菌によって抗うつ剤の反応が変わる

うつになりやすい人は腸に問題を抱えている？

腸は栄養素を効率的に吸収する一方で、**腸内細菌などが体内へ入ることを防ぐために、腸管上皮細胞によるバリア機能を有しています。**

リーキーガット（Leaky Gut）とは、このバリア機能が低下して腸壁の透過性が上昇することで、本来、腸（Gut）を透過しない未消化物や老廃物、微生物成分などが生体内に漏れ出す状態（Leak）のことをいいます。

腸管内にグラム陰性菌が増加する結果、その壁成分で内毒素である糖脂質（ＬＰＳ）が腸管内に増加します。ＬＰＳは腸粘膜を障害し腸透過性が亢進する結果、ＬＰＳが血中に侵入しマクロファージなどの免疫細胞を刺激してサイトカインなどが分泌され炎症を生じます。

大うつ病では、グラム陰性菌からのＬＰＳの侵入増加に伴う胃腸透過性の増加が、大うつ病の病態生理学に関与している可能性があるようです（文献23）。この研究では、グラム陰性腸内細菌のＬＰＳに対する抗体の血清濃度を大うつ病患者と健常者の血清濃度で調べました。結果、これら腸内細菌のＬＰＳに対する血清IgMおよびIgAの陽性率率と中央値は、健常者の血清濃度よりもよりも大うつ病の患者の方が有意に大きいことがわかりました。

このグラム陰性腸内細菌のＬＰＳに対する抗体の血清濃度レベルは、うつ症状との相関が観察されていて（文献24）、リーキーガットを特徴とする腸粘膜機能障害が、うつ病の炎症性病態生理に関わっていると考えられます。

しかしながら、うつ病態においてリーキーガットが２次的に引き起こされることも可能性として考慮する必要があり、もう少し検討が必要かもしれません。

うつの原因はモルガン菌？

一方で、まったく別の細菌がうつ病を引き起こしているとする意見もあります。

フィンランド国立保健福祉研究所が５年に１度というペースで約40年間続けている全国健康調査「FINRISK」の２００２年度のデータを使って、被験者５９５９人の遺伝子構成と腸内細菌叢の関連を調べた結果が、２０２２年に発表されました（文献25）。

この分析結果は「どの遺伝的変異がどの腸内細菌の存在量に影響を与えているか」を解明することを目的としています。その中の一つの成果に乳糖分解酵素（ＬＣＴ）遺伝子の変異状況の研究があります。

ＬＣＴ遺伝子の変異状況とビフィズス菌の存在量については日本人にも該当し、日本人にビフィズス菌の占有率が高い理由の一つがＬＣＴ遺伝子であることはすでに報告されていましたが（文献25）、海外データでも確認されました。

この論文の中で最も注目された結果は、「うつ病に関連しているとみられる腸内細菌」が明らかになったことです。こういったコホート研究の情報は大変重要と考えています。経過中に、**うつ病を発症した181人においてモルガネラ（モルガン属）の細菌が有意に増加していました。**モルガン属の細菌は２００８年の研究（文献23）でも、うつ病患者はモルガン属の細菌とその他グラム陰性菌が産生するＬＰＳについて強い免疫応答を示すという研究結果が発表されており、長年にわたってうつ病との関連が疑われてきました。そのため、遺伝子の分野からモルガン属の細菌とうつ病の関係について切り込んだ今回の研究は、注目すべきです

今後、モルガン菌とうつ病の関係性がさらに明らかになれば、うつ病に対するより効果の高い治療法が生み出されるはずです。

まとめ

うつ病に関連する腸内細菌が特定されつつある

やる気や気分のモトはどう作られるか？

自分の体内で作ることができず、**食事から摂取しなくてはならないアミノ酸を必須アミノ酸といいます。これは9種類存在します。**

記憶、情動、気分などに関係する神経伝達物質はノルアドレナリン、ドパミン、セロトニンなどが知られていますがこれらはチロシン、フェニルアラニン、トリプトファンという必須アミノ酸から作られます。これらは食肉などの食事から摂取せざるを得ないのです。

トリプトファンは代表的な神経伝達物質であるセロトニンを生合成するために用いられます。しかしながら、血液中にただよっているトリプトファンの95％以上は、キヌレニン経路で代謝され、キヌレニンに分解されていきます。

代謝経路はいくつかあって、脳（セロトニン経路）、肝臓（キヌレニン経路）、そして腸内細菌叢（インドール経路）によって代謝されていきます。

トリプトファンの代謝において重要な経路は腸内細菌による分解です。実際、無菌マウスの血中トリプトファン濃度は、通常の腸内細菌叢を有するマウスと比較し、高値であることがわかっています。トリプトファンは、トリプトファネーゼを有する多くのグラム陽性・陰性菌によって分解され多種類のインドール類が生成されています。近年、このインドール類は重要なシグナル分子として認識されていて、精神・行動への影響に注目が集まっています。**このインドール代謝経路で産生されるさまざまな代謝物質が、疾患発症に関連していることが報告されています。**

例えば、インドール代謝経路の中間産物として、インドール - 3 - 酢酸（indole-3-acetic acid：ＩＡＡ）が産生されます。ＩＡＡは芳香族炭化水素受容体（aryl hydrocarbon receptor：ＡＨＲ）のリガンドとして作用します。リガンドとは他の生体分子と複合体を作る物質のことです。潰瘍性大腸炎患者では便中のＩＡＡ量が低下しています（文献27）。トリプトファンの代謝経路で産生されるさまざまなＡＨＲリガンドは、中枢神経系の炎症抑制効果があることも報告され（文献28）、腸脳相関のメディエーターとしても盛んに研究がされてきています。

慢性の予測不可能な軽度ストレス（chronic unpredictable mild stress，ＣＵＭＳ）を負荷されたマウスモデルで、トリプトファン代謝が評価された研究があります（文献29）。

その結果、ＣＵＭＳモデルマウスでは、キヌレニン経路が活性化し、セロトニン経路とインドール経路が抑制され、血清中のセロトニンとインドールの減少が生じていました。

このマウスにトリプトファンが豊富な食事（０・６％トリプトファン）を与えるとさまざま

な効果が確認されていました。トリプトファンは、セロトニン経路によるセロトニン増加をもたらし、うつ病および不安のような行動を有意に減衰させ、さらに腸内細菌叢にもよい影響を与えていました。

トリプトファンの補給は、神経炎症の改善、ニューロンを再生させる脳由来栄養因子BDNFの発現の増加、およびマウスの脳のミトコンドリアエネルギー代謝の改善もたらすことも確認されました。

この結果は、うつ病と不安関連の行動を改善する方法として注目されます。トリプトファンを積極的に摂取することでうつ病の症状が改善する可能性があるからです。腸脳軸を介した効果があることを示唆しています。

まとめ

腸内細菌の代謝も脳に影響がある

ＧＡＢＡは腸内細菌を働かせる

γ－アミノ酪酸（ＧＡＢＡ）も、セロトニン同様に精神を落ち着かせる効果のある神経伝達物質で、腸内細菌によっても作られることが知られています。ＧＡＢＡは生体内においては、グルタミン酸からグルタミン酸デカルボキシラーゼによって脱炭酸されることにより生成されますが、自然界ではタンパク質非構成アミノ酸として、トマトやジャガイモ、ナスメロン、バナナ、ブドウなどの果物や野菜をはじめ様々な食品素材に含まれています。

近年、食品をさまざまな条件下（窒素充填、微生物による発酵など）に置いてＧＡＢＡ含量を増加させ、これを摂取することで血圧上昇抑制作用や抗ストレス作用が得られるといった研究が行われ、実用化にも至っています。２０００年からは食品の健康機能成分としての表示が可能となり、経口摂取によって血圧高対策、ストレス・睡眠対策などの健康効用を得られることが分かっています。消費者庁もＧＡＢＡの入った「特定保健用食品」（トクホ）で「血圧が高めの方に」という効能表示を認可しているのは、その効果には一定の科学的根拠が存在することを認めたからです。生鮮食品では、トマトやケール、メロン、パプリカ、ブドウなどに次いでバナナの届け出を行ったドール社が２０２０年５月から血圧高対策を訴求する機能性表示バナナの販売を開始しています。

2020年のノーベル化学賞は、遺伝子編集技術であるクリスパーキャス9の開発者が受賞しました。筑波大学発ベンチャーのサナテックシードは、この技術を用いて、GABA高蓄積トマトを開発し、「シシリアンルージュハイギャバ」トマトが日本で発売されています。青果1粒15~20g当たりにGABA15mg以上が含まれています。ヒトにおいて経口摂取したGABAが、**精神的ストレスに対して緩和効果を示すことや、精神的ストレスによる免疫機能の低下を抑制することが報告されています**（文献30）。

GABAは、サプリメントやチョコレートに配合されるなど、近年ブームになっています。ただ、「口から摂取したGABAは血液脳関門を通過して脳に到達しない可能性がある」あるいは「若干量ではあるが到達する」とされています。そのため、サプリ等で摂取するよりも、「材料となる成分」を摂り、体の中で必要量を作り出すほうがGABAの効果をより実感しやすい、と考えられます。

あるいは、脳内でのGABA合成システムへの影響を考慮する必要があるのかもしれません。マウスモデルではありますが、視床下部GABA受容体の発現に作用し、ストレス軽減作用が報告されているプロバイオティクスのラクトバチルス・プランタルム・ストレインSNK12などもあります（文献31）。

ＧＡＢＡそのものが脳内に到達するかどうかということより、腸脳相関シグナルを介したＧＡＢＡ、セロトニン合成系やそれらの受容体発現などへの影響を評価することが、新たな機能性の発見につながる可能性もあるようです。

まとめ

ＧＡＢＡは脳にも腸にもよい影響がある

脳に信号を送る短鎖脂肪酸代謝物

腸がどのように脳に信号を送っているのか皆さんはご存じですか？　主に次の3つのルートがあるとされています。**1、神経を介したルート、2、免疫細胞を介したルート、3、腸内細菌の代謝物を介したルートの3つです。**

腸内細菌代謝物の中では、短鎖脂肪酸の役割が最も研究されてきています。短鎖脂肪酸とは人の消化酵素では消化が難しい食物繊維やオリゴ糖などをエサにして、腸内細菌が産生する脂肪酸のことです。近年、短鎖脂肪酸は体内の燃焼を促す代謝物としても知られ、注目が集まっています。

短鎖脂肪酸は、炭素数が2から4の脂肪酸のことですが、炭素数が7までを含めて考える場合もあり、**酢酸（acetic acid）、プロピオン酸（propionic acid）、酪酸（butyric acid）がその代表的なものです。**マウスに高発酵性食物繊維とされるグアーガム分解物（サンファイバー©）を2週間投与した結果、盲腸内容物中の短鎖脂肪酸量が増加し、特に、酢酸、プロピオン酸、酪酸、コハク酸が増加しました。ヒトの大腸における検討でも、酢酸＞プロピオン酸＞酪酸の順であり、さらに総短鎖脂肪酸の濃度は上行結腸で130mM、下行結腸80mM、直腸13mM

と肛門側に行くほど低濃度に傾斜しています。また、こういった短鎖脂肪酸は腸管から吸収され、血中濃度にも影響するために、短鎖脂肪酸による腸と脳相関への影響についても知見が得られてきています。

短鎖脂肪酸のなかでも、酪酸は中枢神経に大きな影響を与えているようです（文献32）。酪酸は主としてクロストリジウム属により産生されますが、酪酸は抗うつ作用があることが動物実験でわかっています。そのメカニズムとして酪酸のヒストン脱アセチル化阻害作用による脳由来神経成長因子（ＢＤＮＦ）発現増強が想定されていて、実際酪酸を投与されたマウスでは海馬、前頭葉でのＢＤＮＦ濃度が増加しています（文献32）。

まとめ

短鎖脂肪酸の代謝物はうつ病に効果がある

食事の多様性のなさが発達障害につながる？

自閉スペクトラム症（ＡＳＤ）の人々は、便秘や下痢といった腸の問題を抱えていることが多いことから、腸内細菌叢とＡＳＤとの関連について注目が集まるようになりました。これまでに、「ＡＳＤの人の腸内細菌叢をマウスに与えるとＡＳＤのような行動をとる」、「腸内細菌叢を標的にした治療が症状を緩和する」、さらに「ＡＳＤの子どもたちと非ＡＳＤの子どもたちは腸内細菌叢に違いがある」という研究結果などが報告されてきました。

こういった結果から、**「腸内細菌叢がＡＳＤを引き起こしている」**という説が生じてきますが、なぜＡＳＤが発症するような腸内細菌叢になってしまったのでしょうか。その経緯について研究している論文が増えてきました。

オーストラリア、クイーンズランド大学の研究者は、双生児プロジェクトなどに登録されたＡＳＤ患者などを対象に、食事データ、便性状の一貫性、心理学的特徴、ＳＮＰ遺伝子型などの広範なデータを用いて、腸内細菌叢の特徴を評価しました（文献34）。

腸内細菌の同定には、メタゲノミクスシークエンシングを用いています。対象となったのは自閉スペクトラム症と診断された99人（ＡＳＤ群）、ＡＳＤ診断のない同胞対照群51人、ＡＳＤ診断のない同胞関係のない対照群97人の合計２４７人（２〜17歳）でした。食事については、摂取記録から、３種類のＰＣ値（ＰＣ１、ＰＣ２、ＰＣ３）が算出されました。ＰＣ１値が高いと植物性食品（野菜、果物、代替タンパク質）を多く含み、甘い飲み物、スナック、焼き菓子、脂肪分の多い肉などをあまり含まない食事と関連します。ＰＣ２値が高いと、乳製品が多く、穀物が少ない食事と関連します。ＰＣ３値が高いと、肉（脂肪の多い肉を含む）が多く、穀物や乳製品が少ない食事と関連しています。

便性状はブリストル・スケールで評価され、一塩基多型（ＳＮＰ）より、ＡＳＤに関連した遺伝子リスクスコアおよび神経症傾向に関連した遺伝子リスクスコアが算出されました。

分散成分分析により各共変量のｂ２値が算出（ｂ２が大きいほど、その要因の寄与率が大きい）されました。このｂ２値を用いて、各共変量がどのＡＳＤ診断などに寄与しているかが推定されています。

結果ですが、腸内細菌叢の構成は自閉スペクトラム症診断に関して有意な相関があるとの結果は得られませんでした。**それよりも腸内細菌叢構成は年齢や便性状、食事内容と有意な相関があることがわかりました。**

607種の腸内細菌の種について、ASD群と同胞対照群+対照群の複合群（共変量：年齢、性別、食事PC1－3）で比較すると、Romboutsia timonensisという種のみがASD群で有意に低くなっていました。

これらの結果をまとめると、

❶細菌叢の構成と相関を示すのは、正常、ASDを問わず、年齢やBMIだけで、ASD診断は全く相関が見られない。

❷個々の細菌種とASDとの相関を調べると、Romboutsia timonensisといくつかの細菌種が記録されるが、これまで報告されているプレボテラ属、ファーミキューテス門などは、全く相関が見られない。

❸メタゲノムから想定される、町内細菌叢ゲノムの示すさまざまな機能との相関も全く存在しない。

❹ASDでは、食事の多様性が低下する。この多様性の低下と並行して、細菌叢の多様性が特定できる。すなわち、ASDの子供の中には、肉をあまり食べない、あるいは食事が単調になるなどの性質が見られることが多く、このような習慣で腸内細菌叢の多様性が決まる。したがって、ASDと弱く相関する細菌叢も、基本的には食習慣や、便通異

常の結果と考えられる。

つまり、これまでにＡＳＤとの関連が報告されてきたプレボテラ属、ファーミキューテス門、クロストリジウム属クラスター、ビフィドバクテリウムの種で有意な群間差はこの研究から再現できませんでした。ところが、食事と腸内細菌叢の多様性の間には有意な正の相関が見られました。

このことから、**ＡＳＤに伴う食事の偏りが、腸内細菌叢の多様性の低下と関連する可能性が示唆される結果となりました。**腸内細菌叢が直接ＡＳＤを引き起こしていることではなさそうですが腸内細菌のバランスは関係しているようです。

まとめ

食事の多様性のなさが、ＡＳＤの症状と関連している

腸内細菌の代謝物から不安行動が生まれる

腸内細菌はさまざまな形で、私たちの脳に情報を与えています。腸内細菌叢が産み出す代謝物によっても、情報はもたらされますが、近年、**不安行動を引き起こす代謝物が発見されました。**

それが4EPS（4-エチルフェニル硫酸）です。この代謝物が腸によって吸収された後に、全身に送られ、不安様行動を引き起こすことが明らかにされました。

4EPSは、チロシン、クマリン酸、ビニルフェノール、4-エチルフェノール（4EP）を経て合成されますが、一つの細菌がすべての酵素を持つ可能性は低いとされています。そこで、4EPまでの酵素を持つ2種類の細菌を組み合わせて、無菌マウスに投与すると、少量ですが血中に4EPSが見られるようになりました。さらに、一つの細菌が発現する酵素の量を変化させるなどの遺伝子操作を加えると、高いレベルの4EPSが血中に現れるようになりました。

こういったモデル実験から、おそらく複雑な腸内細菌叢の中で、各腸内細菌中の酵素を順番に使いながら腸内で4EPが合成され、これが体内で硫化反応を受け4EPSに変化するようです。

自閉症様の特徴をいくつか示すマウスモデルにおいても4EPSの意義が検討されています。自閉症マウスでは4EPSと呼ばれる細菌代謝産物の血中濃度が高いこと、そして正常なマウスに4EPSを注射すると自閉症マウスと同様の行動上の問題が起こること（文献35）が報告されています。

今回の研究では、食事性チロシンから4EPへの変換を仲介する腸内細菌叢からの生合成遺伝子と、マウスで4EPSを選択的に生成するように生物工学的に操作された腸内細菌が特定されました（文献36）。つまり、慢性的に4EPSにさらされたマウスを作成し研究が実施されました。

遺伝子発現解析では、脳内のニューロンの保全を担当するオリゴデンドロサイト機能の変化が明らかになり、4EPSはマウスのオリゴデンドロサイトの成熟を損ないました。培養した脳を使って調べるとオリゴデンドロサイトと**ニューロンの相互作用が減少、神経軸索のミエリン形成が減少することが確認されました。**4EPSの標的細胞がニューロンそのものではなく、ミエリン形成を担うオリゴデンドロサイトであることが解明されたことになります。

これらの発見は、腸由来の特定の分子が、脳のオリゴデンドロサイト機能とミエリン形成への影響を通じて、マウスの複雑な行動に影響を与えることを明らかにしています。さらに、オリゴデンドロサイトを標的にした治療の可能性を示しています。

まとめ

不安行動を促す代謝物を腸が生み出している

自閉スペクトラム症（ＡＳＤ）状を改善させる経口薬

ＡＳＤでは４ＥＰが腸内細菌叢により多く合成され、それが肝臓を通る間に硫化され４ＥＰＳへと変換され、血中４ＥＰＳ濃度が上昇することが明らかにされました。４ＥＰや４ＥＰＳはオリゴデンドロサイトの成熟を妨げ、神経のミエリン形成が抑制され、脳内の結合性が低下すること、この変化が特に不安神経症に強く表れることが明らかになりつつあります。

以上の結果から、自閉症スペクトラム症に対する新規な治療法も探索されています。１つ目は、**オリゴデンドロサイトの成熟を促進するクレマスチン（clemastine fumarate）という抗ヒスタミン薬で、２つ目はＥＰＳなどのようなフェノール系の代謝物を吸着する経口剤（AB-2004）です。**

クレマスチンという抗ヒスタミン薬はマウスのＡＳＤモデルマウスで有効であることが明らかにされています（文献36）。クレマスチンは抗ヒスタミン剤としてすでに使用されており、ＡＳＤに対する治療薬として治験研究へ進むためのハードルは低いと思われますが、米国の治験サイトを調べる限りまだ治験には至っていないようです。

経口剤（AB-2004）は、食品から発生する毒物を吸着して安全性を守る目的で使われる金属キレート剤で、これを経口で服用することで吸収されることなく、腸内で発生する４ＥＰを吸着し、便と一緒に排出しようという戦略です。最近、安全性とともに有効性を調べるⅠ／Ⅱ相臨床治験の結果が報告されています（文献37）。

ＡＳＤと確定診断された平均12から17歳の男女30人を対象に、徐々に服用量を増やしながら、8週間AB-2004を服用させ、まず安全性、そしてＡＳＤ臨床診断指標の改善や、不安神経行動の改善が見られるのかについて調べています。

その結果、副作用は見られるものの、いずれも軽度で、最終的に97・5％が計画通り治験を終えることが出来ました。AB-2004を投与すると腸内で４ＥＰを吸着して、体内への吸収をブロックでき、最終的に血中の４ＥＰＳを約１／３程度に抑えることが確認されました。ただ、服用をやめると血中濃度は元に戻っています。

不安神経行動をさらに刺激に対する過敏性について調べると、両方とも経口剤（AB-2004）によりはっきりと改善が見られました。興味深いことに、不安神経行動についてはAB-2004の服用をやめても、有効性が持続していました。加えて、社会反応指標（ＳＲＳ）や異常行動チェックリスト（ＡＢＣ）でも、著しいとは言えないものの、一定の改善が見られています。
機能的ＭＲＩを用いて感情をつかさどる扁桃体と社会性をつかさどる前帯状皮質の領域間の結合性を調べた結果、扁桃体と前帯状皮質の結合性が上がっていることも確認されました。２つの領域の結合性が上がるとＡＳＤの症状が改善されたのです。

この結果は、ＡＳＤの治療標的が消化管にあることを示している画期的な結果です。非吸収性の経口吸着剤で腸由来の代謝産物を標的とすることが、ＡＳＤに関連する症状を改善するための安全で忍容性の高いアプローチであることを示しています。ClinicalTrials.gov によると、ＡＳＤに対する無作為化二重盲検比較試験が開始されているようです。

まとめ

腸内細菌が産み出す代謝物に注目した経口薬

統合失調症、双極性障害の原因にも腸が関わる

統合失調症や双極性障害などの精神神経疾患においても腸内細菌叢からの研究が進められています。

ショットガンメタゲノム解析の結果、**統合失調症患者の腸内細菌叢には，健常者の腸内細菌叢ではまれにしか見られない通性嫌気性菌が多く含まれていました。**レンサ球菌ストレプトコッカス属やベイロネラ属などのしばしば**口腔内に存在する菌が豊富に生息している**ことが報告されているのです（文献38）。

さらに、腸内細菌の機能解析から腸内細菌を機能別に分類した結果、統合失調症患者ではトリプトファン代謝に関わる腸内細菌が増加していることを見い出しました。患者の血清中のトリプトファン濃度が低く、トリプトファンの代謝物であるキヌレン酸の濃度が高いことが明らかになりました。

このメカニズムの詳細も解明されています。患者で増加していたレンサ球菌ストレプトコッカス・ヴェスティブラリスを正常なマウスに経口投与して腸内細菌叢に定着させた後、行動実験や脳内のトリプトファン量を解析しました。その結果、ストレプトコッカス・ヴェスティブ

ラリスを投与したマウスでは、生理食塩水を投与したマウスと比べて新規環境下での多動と顕著な社会性の欠如が見られました。また社会性を発揮する部位である前頭前野においてトリプトファン量の減少が確認されています。

心の病と脳と腸の機能変化

統合失調症患者の腸内細菌叢については、新たな報告もあります。それによると、患者では健常者に比べて食物繊維を分解する細菌ルミノコッカス属と細菌が少ないと2型糖尿病になりやすいロゼブリア属の相対的な存在量が有意に低く、歯垢の原因菌の一つであるベイロネラ属の存在量が有意に高いことが報告されました（文献39）。ベイロネラも口腔内細菌の一種です。

さらに、ＭＲＩデータを解析した結果、統合失調症患者では、いくつかの脳領域において、ニューロンの量を示す灰白質体積と地域的同質性が健常者に比べて有意に低く、低周波変動の振幅が有意に高いことが示されています。さらに、**腸内細菌叢のα多様性は灰白質体積と地域的同質性の両方の値と強い線形関係を示しました。**これらの結果は、統合失調症患者における腸内細菌叢の潜在的な役割が、脳の構造と機能の変化に関連していることを示唆しています。

双極性障害では、ハイテンションで活動的な躁状態と、憂うつで無気力なうつ状態を繰り返します。双極性障害は、うつ病の一種と誤解されがちでしたが、実はこの二つは異なる病気で、治療も異なるとされています。日本における頻度は、重症・軽症の双極性障害を合わせて0・4〜0・7％といわれていて、比較的発症頻度の高い病気です。

投薬治療を受けていない双極性障害患者109人と40人の健常対照者のコホートで糞便メタゲノム、血清メタボロミクス、神経画像研究を実施し、双極性障害の微生物‐腸‐脳軸を特徴が報告されました（文献40）。

結果、1万2000を超える代謝物が測定され、双極性障害患者と対照群の間の血清メタボロームに大きな不一致（73・54％）が観察され、複数のビタミンB群、キヌレン酸、γ‐アミノ酪酸、および短鎖脂肪酸などの違いが明らかにされました。

これらの代謝物は、その産生に関わる腸内細菌叢ともリンクしていることも明らかにされています。細菌の数が少ないと肥満や糖尿病になりやすいとされるアッカーマンシア・ムシニフィラ、シトロバクター属、下痢の原因コハク酸を食べるファスコラークトバクテリウム属、エルシニア属、エンテロバクター属およびフラボバクテリウム属などとの相関が示されました。

さらに、機能的神経画像に基づいて、双極性障害関連の神経活動や機能的な脳ネットワークが双極性障害に関連する潜在的なマーカーとして発見され、腸内細菌叢と代謝物との相関も解明されました。

まとめ

心の病には腸内細菌が大きく関わっている

こういったヒトを対象にしたオミックス研究（ゲノム情報など生体分子の情報を駆使して治療などに活かす研究）は、腸と脳の関係を理解する手法として盛んに利用されてきています。今回の研究でも、腸内細菌叢とその代謝物と脳の機能的画像を結合と組み合わせることで、細菌叢から腸と脳への潜在的なシグナル伝達経路を明らかにすることができ、双極性障害の病態生理学において役割を果たしていると考えられます。

ブレインフォグの影響も腸が関わっている？

世界的に流行している新型コロナウイルス感染症ですが、感染から回復後も呼吸器、心臓、皮膚、神経などのコロナ後遺症に悩まされる方が問題とされ、新型コロナウイルス後遺症とも呼ばれています。感染2年後も55％が後遺症の症状を訴えているという研究も発表されています。特に、神経や精神の領域では、倦怠感（慢性疲労症候群）や頭に靄がかかる（ブレインフォグと呼ばれています）などがより頻度が多いと言われています。脳の神経細胞などのウイルスへの感染や炎症が原因との見方がありますが、発症する仕組みは研究途上です。

最近の研究により人の炎症・免疫反応を抑制的にコントロールする制御性T細胞と呼ばれるリンパ球が存在することが明らかとなっています。この制御性T細胞を活性化するためには、腸内細菌のなかでも酪酸という短鎖脂肪酸を産生する酪酸産生菌が重要な役割をすることも解明されています。実は、この酪酸産生菌が少なくなると炎症・免疫反応をコントロールできなくなり、新型コロナ感染症（COVID－19）が重症化します。さらに、COVID－19回復期に酪酸などの短鎖脂肪酸産生菌が少ない症例では、ブレインフォグを含めたさまざまな症状が持続することも報告されました。

11例のブレインフォグ症状のある後遺症の患者に対するカプセルを用いた糞便移植の成績では、4日間の治療により倦怠感、うつ、不眠、精神症状が改善することも報告されています。

第3章

睡眠の質を上げるなら腸を整える

日本人の睡眠時間は減っている

第3章では、睡眠と腸について紹介していきましょう。

近年、睡眠に関する研究が盛んになっています。**日本人の睡眠時間は世界でも短いほうであり、さらに年々減少傾向にあり、加齢とともに減少するとされています。**厚生労働省の調査報告では、1960年代には8時間13分あった睡眠時間が2015年には7時間15分と約1時間も減少しています。経済協力開発機構（OECD）加盟30カ国中で最も短いのです。

「自分はショートスリーパーで、4時間も寝れば大丈夫」

私も若い頃はこんなことを考えながら、徹夜の作業を繰り返していました。夜間の静かな環境により、集中して仕事が処理できると勝手に考えていました。深夜に後輩にEメールを送り、返事が来るのを待っていました。返事が来ないと、翌日に後輩を注意する悪い先輩であったような気がしています。

最近、睡眠時間ではなく、睡眠の「質」が注目されています。睡眠の質は、厚生労働省の「健康寿命延伸のための提言」にも**「睡眠の質を向上させる」**ことが目標とされています。

日本医療研究開発機構（AMED）が推進するムーンショット目標7では、「２０４０年までに、主要な疾患を予防・克服し１００歳まで健康不安なく人生を楽しむためのサステイナブルな医療・介護システムを実現」に向けて３つのターゲットを定めています。その一つに「日常生活の中で自然と予防ができる社会の実現」があります。それに向けて、筑波大学国際統合睡眠医科学機構の柳沢正史機構長がプロジェクトマネージャー（ＰＭ）として採択された研究開発目標の中に、次の３つがあります。

❶健康なショートスリープによる睡眠からの解放
❷睡眠負債で病気にならない社会
❸睡眠トレンドに基づくテーラーメイド予防医療

特に、ショートスリープについては、「健康の維持に必要な睡眠時間は、遺伝的に決まっています。しかし、仕事や家事・学業のために自分に適した睡眠がとれず、多くの人が睡眠負債を抱えています。そこで、遺伝的に決まっている睡眠時間を調整する方法を開発し、短時間睡眠でも健康でかつ活動的な生活を送れる技術の開発を目指します。」と記載されています。

どうやら睡眠負債によって、さまざまな疾患の発症・重症化が起こることが分かっているようです。柳沢博士のプロジェクトは、このメカニズムを解明し、疾患を予防する方法を開発することを目指すプロジェクトのようです。「睡眠負債」の解消が健康長寿の大きなテーマとなりそうです。

柳沢博士らが実施した、65歳以上の非認知症者を対象とする5年間にわたる調査では、睡眠不足や昼間の眠気があると認知症の発症リスクが4倍に増大するようです。肥満ぎみかつ睡眠不足の人の睡眠時間を増やす実験では、毎日平均1・2時間多く寝ることで、1日の食事摂取が平均270キロカロリー減ることがわかりました。つまり慢性的な睡眠不足を解消できれば、さまざまな病気の原因となる生活習慣病を予防し、認知機能を保つなど、老化スピードを遅くする可能性があるわけです。

うつ症状にも関わる睡眠負債

忙しくしていると睡眠障害に気づかずに、うつ症状が出現したり、そのまま燃え尽きてしまう「燃え尽き症候群」となってしまうようです（文献41）。

米国における医師の教育を担う教育病院に勤務する医師1000人超を対象にした調査報告は驚くべき結果でした。麻酔科、整形外科、放射線科などをもつ大規模な教育病院の勤務医1436人を対象に、睡眠障害のスクリーニングを実施し、陽性と判定された場合には睡眠クリニック受診を直接予約することにしました。睡眠クリニックでは専門医が、①閉塞性睡眠時無呼吸、②不眠症、③レストレスレッグス（むずむず脚）症候群、④交代勤務睡眠障害を診断しました。

解析対象はスクリーニングを実施した1047人で、29％（306人）が少なくとも1つの睡眠障害を有し、このうちの92％はこれまで診断されたことがなく未治療状態でした。さらに回帰モデルによる解析の結果、睡眠障害を有する医師では燃え尽き症候群のリスクが有意に上昇していました（オッズ比3・67、95％、信用区間 2・75〜4・89）。日本でも大学病院の医師は、教育、臨床、研究と極めて多忙な生活を続けていますが、睡眠障害についても米国と同様あるいはそれ以上かもしれません。2024に年医師の働き方改革が予定されいますが、睡眠障害に対する解析、アプローチが重要と思います。

しかし、睡眠時間と寿命に関する東アジアコホート研究の解析により、長寿には7時間睡眠がよいという結果が発表されています（文献42）。

日本、中国、韓国、シンガポールの男女32万2721人を14年間追跡し、睡眠時間と死亡との関連が解析されました。

結果、全死亡リスクは男女とも睡眠時間7時間を低値とするJ字型の関連が示されました。全死亡率が最も高かったのは、男女とも10時間以上でした。寝不足も寝過ぎも死亡の危険因子となっていました。

乳酸菌飲料で睡眠の質は向上するか？

シロタ株（ラクトバチルス・カゼイYIT9029）による乳酸菌飲料ヤクルトを継続飲用することで、さまざまな効果があることが研究成果から明らかにされています。

徳島大学の研究グループは、学術試験前の医学部学生を対象に乳酸菌飲料ヤクルトを継続飲用した結果、どのような効果があらわれるのかを研究しました（文献151）。

1本100mℓにシロタ株を1000億個含む飲料を飲用するグループと、味や外見は同じでシロタ株を含まない飲料（プラセボ／偽薬）を飲むグループに分け、学術試験の8週間前から毎日1本飲んでもらいました。そして、アンケート調査による主観的評価と生化学的指標を用いた客観的評価のそれぞれの角度からシロタ株飲用によるストレス状態の変化を評価しました。一般的にストレスの下では、唾液中のコルチゾール濃度が高くなることが知られていますが、乳酸菌飲料を飲み続けたグループでは、試験が近づいてもコルチゾールの濃度は抑制されました。また、主観的にもプラセボを引用したグループと比べてストレスを感じにくいことが明らかになったのです。

さらに徳島大学の研究グループはシロタ株の睡眠に対する影響も研究しています（文献152）。すると、プラセボグループは、試験が近づくにつれ、熟睡の質の良さを表すノンレム睡眠時間が減っていきましたが、乳酸菌飲料を飲み続けたグループでは、ノンレム睡眠の時間が保たれたのです。このような研究成果からも腸内細菌叢のバランスをいかに保つかがいかに重要かということがわかります。

睡眠時間よりも睡眠の質を向上させる

睡眠不足の蓄積が、がん、糖尿病や高血圧などの生活習慣病、うつ病などの精神疾患、認知症など、さまざまな疾病の発症リスクを高めることが、明らかになってきています。しかし、睡眠不足は、単に睡眠時間だけの問題ではないようです。

睡眠時間は10歳までは8～9時間、15歳で約8時間、25歳で約7時間、45歳で約6・5時間、65歳で約6時間と、**加齢とともに必要な睡眠時間が少なくなるということが報告されています。**よく加齢によって昔ほど長時間眠れなくなったという悩みを聞きますが、実は加齢に伴い必要とする睡眠時間が少なくなっているというのが事実のようです。成人の場合、個人差はあるものの6～7時間前後の睡眠時間が目安とされています。

さて、睡眠の質が日常的にも評価できるようになってきました。フィットビットやオーラリングといったウエラブルデバイスにより比較的高精度に睡眠がモニター可能となり、レム睡眠、ノンレム睡眠、覚醒などのデータが入手可能になっています。図3はフィットビットで計測した筆者のある日の睡眠モニタリング（ヒプノグラムと呼ばれています）です。上から順に覚醒、レム睡眠、浅い睡眠、深い睡眠を意味しています。

図3

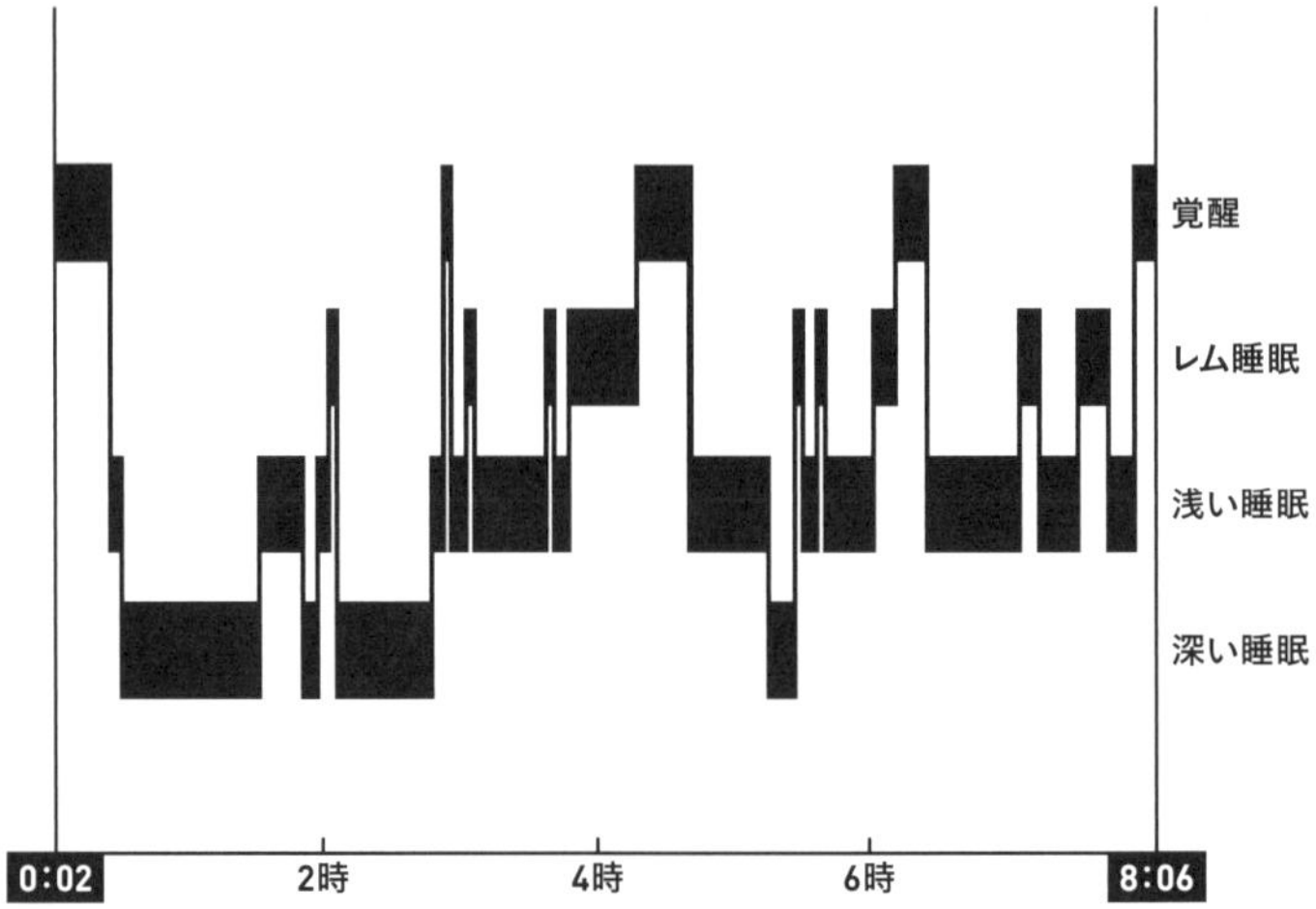

覚醒：1時間24分
レム睡眠：1時間32分（23％）
浅い睡眠：3時間18分（50％）
深い睡眠：1時間49分（27％）
といった情報が簡単に入手可能です。

※％は睡眠時間6時間39分に占める割合

このデータを参考に睡眠の質について解説したいと思います。

まず、浅い睡眠、深い睡眠、レム睡眠のグループを探します。完結した睡眠サイクルが多く特定できるほど良く、睡眠サイクルが3〜5回あるのが理想的とされていますが、個人差もあるので、もう少しデータが必要です。入眠したのが午前0時2分、起床したのが午前8時6分です。

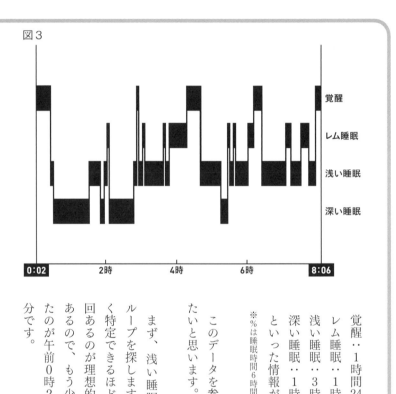

覚醒は、４時30分頃、６時過ぎに比較的長い覚醒があります。覚醒は２〜５％程度が平均とされていますから、早朝に覚醒時間があるのは年齢的な要因かもしれません。

深い睡眠は体の再生段階であることが知られています。浅い睡眠やレム睡眠と比較すると、深い睡眠は休眠期のように見え、呼吸、脳の活動、血圧がすべて低下し、体温も最低温度になります。この深い睡眠の間、体の再生能力は急上昇します。これは、組織修復を促進する成長ホルモンレベルのピークと一致します。毎晩60〜90分間、深い睡眠をとります。しかし、ゆっくりした脳波が現れる徐波睡眠の時間は年齢とともに劇的に減少し、その減少からさまざまな健康問題を予測することができます。図３のデータでは、１時間49分の深い睡眠があり、また睡眠時間の前半に集中していることも良いこととされています。

人は、深い睡眠中に異常に高い覚醒閾《いき》値を持っていて、大きな音でさえ私たちを目覚めさせることができないことを意味します。例えば、サバンナで眠る人は、深い睡眠のときに攻撃に対して非常に脆弱です。このため、毎晩死を覚悟しなければなりません。つまり、深い睡眠は、命の危険を犠牲にしてでも、人には不可欠なものであることを意味しています。

レム睡眠は、急速眼球運動睡眠と呼ばれ、夢をみているとされています。この睡眠は脳の健康と感情的な回復力にとって重要です。ノンレム睡眠は血圧と脳の活動を低下させますが、レム睡眠は両方を増加させます。実際、レム睡眠中は脳が非常に活発に活動しているため、夢の実行から身を守るために体が麻痺します。毎晩1〜1・5回のレム睡眠が期待でき、サイクルは約90分ごとに発生し、各レムサイクルは夜が進むにつれて長くなります。レム睡眠は、感情の健康と学習の両方において非常に重要な役割を果たしています。

まず、十分なレム睡眠をとることで、潜在的にネガティブな感情的反応を軽減することができます。より科学的に言えば、レム睡眠は、不安、ストレス、恐怖の反応の原因となる扁桃体反応性を減少させます。レム睡眠中にアドレナリンが低下しますがそれは夢の中でそれらを再処理するときに出来事の感情的な反応の強さを低下させ、感情的なバランスを促進すると考えられています。レム睡眠は、学習にも密接に関与しているようで、盛んに研究が行われています。

筑波大学の柳沢博士らの研究グループグループは、マウスの脳内の微小環境を直接観察できる技術により、睡眠中のマウスの脳における毛細血管中の赤血球の流れを観察しました（文献44）。その結果、レム睡眠中に、大脳皮質の毛細血管への赤血球の流入量が大幅に増加していることが判明しています。実はレム睡眠中は大脳皮質で活発な物質交換が行われ、脳がリフレッシュされていることが判明しました。ところがレム睡眠が少ないと、こうした物質交換が正常に起こらず、脳細胞の機能低下や老廃物の蓄積が起こるため、アルツハイマー病などの認知症などを発症するリスクが高まります。

日本人の睡眠不足は、世界でも突出していますが、一口に睡眠不足といっても、どのような睡眠が、健康を維持し、一方で仕事のパフォーマンスを上げるのかについては、まだまだ研究途上です。

しかし、筑波大学柳沢博士らの研究は、レム睡眠が脳の健康を維持することに大きく寄与していることを明らかにしたといえるでしょう。しかし、睡眠の質を向上させるためには、どうすれば良いのでしょうか？　実は睡眠の質にも腸内細菌が大きく関わっていることが、分かり始めているのです。

まとめ

レム睡眠は脳をリフレッシュさせる

睡眠の質に影響する腸内細菌叢

睡眠研究の世界的リーダーである筑波大学の柳沢博士らは、4種類の抗生物質をマウスに4週間経口投与し、腸内細菌叢を除去したマウスを作製しました。そして、腸内細菌叢を除去したマウスと正常なマウスの盲腸内容物をメタボローム解析（生体内の代謝物をすべて分析する手法のこと）し、腸管内の代謝物質プロファイルを調べ、それとともに睡眠の質への影響を検討しました（文献45）。

その結果、**正常なマウスでは246種類の代謝物質が検出され、腸内細菌叢を除去したマウスでは正常なマウスに比べて、114種類が減少し、新たに95種種類が増加していることがわかりました。**腸内細菌叢を除去したマウスでは、ビタミンB_6が有意に減少し、精神を安定させる働きのある神経伝達物質である**「セロトニン」が枯渇していました。**一方で、抑制性の神経伝達物質である「グリシン」と「γ－アミノ酪酸（GABA）」は増加していました。

続いて、脳波・筋電図を計測して睡眠・覚醒の状態を解析したところ、**腸内細菌叢を除去したマウスでは正常なマウスに比べ、睡眠期のノンレム睡眠が減少し、逆に活動期にはノンレム**

睡眠とレム睡眠の時間が増加していました。

これは、24時間の活動リズムは維持されているものの、本来は睡眠をとる時間帯に活動が増え、逆に活動が盛んな時間帯に睡眠をとっており、昼夜のメリハリが弱まっていることを示しています。このような状態では、仕事のパフォーマンスも上がりません。つまり、この研究成果は**腸内細菌がなくなると睡眠の質に影響することを意味**しています。

この研究のなかでも調べられた盲腸内容物の結果は重要な情報があります。腸内細菌を除去したマウスではトリプトファンが高濃度になり、セロトニン濃度が枯渇していることです。逆に言えば、腸内細菌叢の正常なマウスではセロトニン濃度が上昇し、トリプトファン濃度が減少しています。つまり、**摂取した食由来のトリプトファンのほとんどは腸内細菌により利用されていることを意味していて、宿主が利用できるトリプトファンはごくわずかであることです。**

睡眠にとって重要なメラトニンはご存じのように、「トリプトファン→セロトニン→メラトニン」といった経路で合成されます。つまり、メラトニンの合成基質であるトリプトファンの利用においても腸内細菌に依存していることになります。

睡眠を快適化するためにはトリプトファンの多い食品を摂ることが勧められていますが、同時に**腸内環境を良くしておくことが必要です。**腸内環境が乱れていると摂取したトリプトファンのほとんどが腸内細菌叢によって食べられてしまいます。このことから、腸内環境を良好に保つことが、睡眠にとって必要なことなのです。

日中の眠気や不眠症で悩まされている人は少なくありません。しかし、今後、研究が進み、腸内細菌から生み出される代謝物のしくみがさらに明らかになれば、睡眠の質で悩まされることも少なくなるかもしれないのです。そのために実践することは、まず腸内細菌の薔薇ランスを整えることなのです。

まとめ

良質の睡眠を得るには腸内環境を整える

体内時計をリセットする方法

体内時計をリセットしたいなら、**1．太陽の光を浴びる、2．食事をする、3．運動をする、この3つが重要です。**太陽の光は体内時計、特に脳内の親時計をリセットする重要な同調因子です。朝起きたら（真っ暗で寝ることも重要ですが）窓を開け、太陽の光を浴び、体内時計のズレを修正しましょう。

親時計である視交叉上核は「光」によってリセットされます。これは視交叉上核がどこにあるかを知ると理解しやすいのですが、この組織は脳の視床下部の中にあって、その位置がちょうど目から伸びる視神経が交叉する場所にあたります。つまり、目から入ってきた光の信号をキャッチするのに非常に適した位置にあって、ここで朝の光を感じることによって、親時計の針が合わせられて１日の活動を開始しますよという指令が発せられるというわけです。

ただし、体内時計の乱れには個人差があります。継続することが必要です。

一方、**末梢の子時計のほうは光ではなく「朝食」がポイントです。**食事をすると、あらゆる臓器にある固有時計「末梢時計」をリセットできるとされています。その鍵となるのがインスリンです。食後に血糖が増えると膵臓から分泌されるこのホルモンは、血液中のブドウ糖を細胞に取り込んで血糖値を一定に保つ働きをもつと同時に、時計遺伝子にシグナルを送って体内時計をリセットするという役割も担っています。特に、栄養バランスを兼ね備えた朝ごはんが効果的といわれています。体内時計を正常に動かすためには、血糖値を高める炭水化物（糖質）をとることが必要です。

起きてから1時間以内に食べると良いとされているので、毎朝決まった時間に、栄養たっぷりの朝食を食べてください。なお、昼ごはんや夜ごはんも、なるべく決まった時間に食べましょう。

寝る1~2時間前にストレッチなどの軽い運動をすると、深部体温がちょっとだけ上がるため質の良い睡眠を得られやすくなります。激しい運動は交感神経を刺激し、寝つきが悪くなるため、控えたほうがよいようです。具体的には、朝5時前後から血糖を上げるホルモン（コルチゾールやカテコラミン）が上昇するので、6~7時に起き、1時間以内に朝食をとることで血糖を下げるホルモン（インスリン）の効率が高まり、少ないインスリン量で自律神経のバランスが整いやすくなります。

その結果、体内時計が活性化し、運動効率もアップします。

副交感神経を活性化するガセリ菌

乳酸菌飲料のカルピスを起源とする研究から発見されたのが、ガセリ菌（ラクトバチルス・ガセリCP2305）です。ガセリ菌はストレスを緩和させる効果が知られています（文献153）。ストレス下では、交感神経と副交感神経の緊張の程度のバランス異常が生じます。交感神経が緊張状態にあれば「ストレス状態」、反対に、副交感神経が緊張状態にあれば「リラックス状態」とされています。国家試験前の医学部学生を対象とした前述の研究では、ストレス状態では、服交換神経活動が抑制されます。ところが、ガセリ菌を摂取したグループでは、活性化されることが示されました。つまり、試験準備の学生にリラックス効果が誘導されたわけです。

ガセリ菌はまた副交感神経に関わりのある睡眠に対する影響も注目されています。健康な学生を対象にした臨床試験では、熱不活化ガセリ菌は睡眠潜時を短縮し、睡眠時間を延長することにより睡眠の質を改善しました。この睡眠改善作用は、理由は不明ですが、女性に比較して男性により効果的なようです。さらに興味深い点は、下痢様便に対する改善効果も男性でのみ観察されています。ガセリ菌の持つ整腸作用が副交感神経活性を活性化させ、リラックス効果、睡眠効果を生じている可能性を示しています。

高脂肪食は時計遺伝子のリズムを乱す

これまで見てきたように、脳が支配してきたとされる睡眠ですら、腸内細菌の影響が大きいということがわかると思います。

実はラーメンや焼肉、ハンバーグなどの高脂肪食を食べていると、肥満菌（デブ菌）に支配されるということがいわれています（文献46）。**問題はそれだけではありません。体内時計も乱れてくるのです。**

ポーランド・ヤギェウォ大学のクロボック博士らは、高脂肪食をラットに与え、脳幹にある背側迷走神経複合体（DVC）の活動をモニターし、4週間連続して食物摂取量を監視する研究を実施しました（文献47）。DVCはこれまでの研究により満福感を誘発することによって食事摂取をコントロールすることが知られています。バランスのとれた対照食に比較して、70%の高脂肪食の影響を比較した結果、高脂肪食を与えられたラットが体重を増やし始める前に、DVCの毎日のニューロンリズムと食欲ホルモンに対するこれらのニューロンの反応が変化したことが明らかになりました。つまり、DVCニューロンの異常は、肥満の結果ではなく高脂肪食によって引き起こされたものと考えられます。

大事なのは「空腹」の時間設定

高脂肪食を減らし、体内時計を正常に戻すためには、どうすればいいでしょうか。**ヒントはファスティングにあります。**ファスティング（fasting）とは、英語のfastという動詞（断食する、絶食をする）の名詞形で「断食」「絶食」を意味します。多くは、固形の食べ物を半日〜数日間摂取しないことを指します。

その目的は、食べ物の摂取を控える、または食事をする時間を整えることで、胃腸などの消化・吸収を行う器官を休めることです。そして、消化・吸収に使われていたエネルギーが体の疲労回復などに回ることで、内臓が元気を取り戻すのです。

胃腸をはじめとした内臓が休まることで、老廃物や毒素を排泄する働きが強化されるといわれています。そのため、デトックス効果や腸内環境を整える効果が期待されています。腸内環境が整うという腸活と同じ効果が期待できるため、腸活の一つとして取り組む人もいます。共通する効果は、免疫力の向上や肌荒れの改善などが挙げられます。また、睡眠に作用する「セロトニン」などのホルモンの分泌にも良い影響を与えるとされています。

まとめ

高脂肪食は体内時計を乱す

睡眠と腸内細菌叢は大きな関わり合いがある

睡眠の断片化（ＳＦ）をはじめとした質の悪い睡眠は、健康に深刻な影響を与える可能性があります。

というのは、腸内細菌叢が睡眠の質が低下することによって、変化してしまうからです。アメリカのオークリッジ科学教育研究所のトリプレット博士らの研究では、そのこと明らかにしています（文献48）。

実験は、次のように行われました。ヒトの糞便材料を、抗生物質で処理し、腸内細菌叢を枯渇させたラットに移植しました。これによってラットは急性または慢性ＳＦにさらされ、腸内細菌叢にも影響があらわれました。その状況を6日間（急性ＳＦ）と6週間（慢性ＳＦ）で分析したのです。急性ＳＦがこのヒト化ラットモデルの腸内細菌物叢を変化させる一方で、慢性ＳＦは腸内細菌叢が大きく変化することを示しているのです。

実は近年では不眠症も腸内細菌と関係があると考えられています。中国の西湖大学の曽良江博士らの研究チームでは中国の前向きコホート研究から6年以上に渡って慢性的な不眠症と腸内細菌叢、胆汁酸代謝物との関連を調査し、その変化が心血管代謝疾患の発症に影響するかに検討しました。そして、腸内細菌叢と胆汁酸が慢性不眠症と心血管代謝疾患に相関している可能性があることを示唆しています。これらのことからも、睡眠と腸内細菌叢は密接に関連していることがわかっています。

第4章

老化を遅らせる腸の扱い方

エイジングの速度（PoA）には個人差がある

２０１９年、国際疾病分類（ＩＣＤ）が30年ぶりに改定され、第11回改訂版（ＩＣＤ－11）が公表されました。その中で、第X章エクステンションコードが新設され、その一つに「老化関連（aging-related）」という意味を持つ「ＸＴ９Ｔ」というコードが作られました。**老化が疾病分類に取り上げられたことは重要な意味があります。**老化の病態解析が急速に進められ、カルロス・ロペス博士らの研究チームは、２０１３年にゲノム不安定性、テロメアの短縮、細胞老化など老化の９つの特徴を発表しました。こうした動きによって、老化の治療薬開発も盛んになっています。

最もわかりやすく加齢を表す指標は**暦年齢**ですが、ヒトの老化は必ずしも個々が同じスピードで起こるものではありません。老化の進行の程度を判定するには暦年齢とは別の老化指標が必要とされます。加齢に伴う種々の臓器の機能の低下過程を反映し、身体機能低下から推定される**生物学的年齢（biological age）**が提案されています。この生物学的年齢を測定するテクノロジーとして注目されているものが「老化時計（エイジング・クロック）」です。

年齢とは、あなたが迎えた誕生日の回数のことだけではありません。ストレスや睡眠、食事などはすべて、日常生活での臓器へのダメージの度合いが影響します。同じ日に生まれた人でも、一卵性双生児でも、これらの要因によって、老化速度が早かったり遅かったりすることがあるのです。その結果、人間の「生物学的年齢」は、これまで生きてきた年数、つまり暦年齢とは大きく異なってくる可能性があることがわかってきました。生物学的年齢は、暦年齢よりも身体的健康状態や死亡率をより正確に反映しています。

しかし、生物学的年齢の算出は、なかなか難しく、体内にあるマーカーを測定して生物学的年齢を割り出す、「老化時計（エイジング・クロック）」と呼ばれるツールの開発が行われてきました。老化時計の大きな狙いは、臓器の劣化度合いを測定して、残りの健康寿命を予測することにあります。

エイジングの速度とは？

最近、ヒトの生物学的老化スピード（Pace of Aging; PoA）についての成果が発表されました（文献49）。ニュージーランドのダニーデン市に住む、１９７２〜７３年生まれの１０３７人を対象に、26歳から45歳までの20年間の老化の進行を追跡しました。

具体的には、19のバイオマーカー＊の状態を26歳、32歳、38歳、45歳の時点で評価し、参加者一人ひとりについて、個々のマーカーの年間変化率を合わせて老化速度としました。参加者全体の平均を参照値とし、ここに該当する人は、実年齢が1歳上昇するごとに生物学的年齢も1歳上昇する、としました。

個々の参加者の20年間のPoAはさまざまで、最も遅い人では実年齢が1歳上昇するごとに生物学的には0・4歳しか年を取っておらず、最も早い人では同じ期間に2・44歳も老化していました。PoAが早い人では、45歳時点で既に、頭部MRI画像に、大脳皮質が薄い、海馬の体積が小さいなどの変化（認知機能の低下と神経変性疾患のリスクが高い高齢者に認められるような変化）が生じていました。PoAが早い人は、認知機能検査のスコアも悪く、45歳時点でもさまざまな種類の認知機能に低下が見られました。

PoAが早い人の特徴は次のようにまとめられます。

❶遅い歩行速度
❷弱い握力
❸低いバランス能力
❹視力・聴力の低下
❺外見が老けた人

❻ＩＱ検査のスコアが低い
❼老化について否定的な考え
❽75歳までは生きられないと考える
❾脳ＭＲＩで大脳皮質が薄い、海馬の体積が小さい

以上のような科学的なデータに基づいた知見を前にすると、人生１００年時代においては、もしかしたら子ども時代から、**前向きな考えを持ち、健康的な生活を心がけ、健康診断を受けて、慢性疾患の危険因子を修正していく必要があるのかもしれません。**ＰｏＡが速い人には、実年齢ではなく、生物学的な年齢に基づくサポートを行う健康産業の構築が必要ではないかとも言えます。

＊19のバイオマーカー
BMI（体格指数）、ウエスト／ヒップ比、HbA1c、血清レプチン値、血圧、心血管フィットネス（最大酸素摂取量）、肺機能（1秒量、FEV1/FVC〔1秒量／努力肺活量〕）、血中脂質量（総コレステロール、中性脂肪、HDLコレステロール）、リポ蛋白（a）、アポリポ蛋白B100／アポリポ蛋白A1比、推算糸球体ろ過量（eGFR）、血中尿素窒素、高感度CRP（C反応性たんぱく）、白血球数、歯周組織の減少、う歯（虫歯）

まとめ

個人のライフスタイルで老化の速度が違う

老化時計（エイジング・クロック）とは？

ヒトのDNAはしばしば損傷を受け、修復機転が働きます。また時にはエピジェネティックに遺伝子が修飾され、それが細胞分裂後にも伝達されるとされています。そのDNA修飾の代表が**DNAメチル化**です。シトシンの水素基がメチル基に置き換わる。それによって原則として遺伝子は働かなくなります。これががん抑制遺伝子などで起こるとやっかいなことになり、がんの研究において中心的に研究が実施されてきました。ピロリ感染胃粘膜のがん抑制遺伝子のメチル化を定量し、発がんのリスクを評価する臨床研究が進められています。

このDNAメチル化のレベルは生物学的年齢と強く相関しています。**すなわちDNAメチル化の集積は生物学的年齢を知るための〝エピジェネティクス老化時計〟として利用できる可能性があるわけです。**

そのなかでもHorvathらが提案したDNAメチル化をベースにしたエピジェネティクス年齢指標（DNA mAge）が注目され（文献50）、既にライフスタイル変えることによりDNA mAgeが減少する若返り研究も報告されました（文献51）。

研究チームは、50～72歳の健康な成人男性43人を対象にランダム化比較臨床試験を実施しました。８週間の治療プログラムには、食事療法、睡眠、運動とリラクゼーションのガイダンス、および補足的なプロバイオティクスとファイトニュートリエント（植物ベースの栄養素）が含まれています。

その結果、この介入試験により、対照群と比較してＤＮＡ mAge が８週間で３・23年の有意な減少がみられました。食事とライフスタイル改善を８週間実践することにより、選択的にＤＮＡメチル化を変化させるとは、すばらしく興奮させられる研究成果です。ＤＮＡメチル化をベースにした最新の計測法では、一般人だけでなく、心疾患集団を対象にした解析でも、10年後の生存率の予測に有用であることも示されています（文献52）。

しかしながら、ＤＮＡメチル化の計測のためには全ゲノムシーケンス計測が必要であり、日本において遺伝子検査として臨床研究に認められるためには、さまざまな困難があります。

まとめ

老化時計を遅らせることができる

慢性炎症がエイジングの原因？

前述したように老化の特徴が2013年に発表されたときには、ゲノムの不安定性、テロメアの短縮、エピジェネティックな遺伝子変化、ミトコンドリア機能不全、細胞の老化などが9つの特徴とされました。その後、関連の研究が進み、2022年コペンハーゲンで行われた会議では、9つに加えて腸内細菌叢の乱れ、慢性炎症など5つが老化の特徴に追加されています(文献53)。

炎症（inflammation）と老化（aging）をかけ合わせた造語「インフラメイジング（inflam-maging)」」も作られ、「炎症老化」の研究が始まっています。生物学的老化の指標であるDNメチル化も慢性炎症との強い相関があります。発がん過程において慢性炎症を基盤にしたDNAメチル化による遺伝子異常の研究が進んでいますが、老化の過程においても慢性炎症が関わることが次第に明らかになってきています。

この慢性炎症を評価することにより、生物学的年齢の指標にしようとする考えがあります。炎症細胞のプロファイリングの測定法は急速に進歩し、血液中の細胞を単細胞レベルでプロファイリングすることも可能になり、単球の分類、T細胞の分類などから炎症を評価し、抗炎症作用を持つ薬剤などの評価も実施されています。

例えば、**カロリー制限によりT細胞が若返ることも証明されました**（文献54）。32名の成人（20代〜40代）を対象にカロリー制限を2年間継続した結果、MR画像により胸腺を評価し脂肪組織化していた胸腺に実質細胞が出現することが確認されたのです。さらに重要なことは、若返った胸腺から新しいT細胞が増殖し、末梢血にも胸腺由来T細胞が増加していました。これまでの医学の常識では、胸腺は20歳までには萎縮し、役割を終えると考えられてきましたが、若返ることが証明されたわけで、大変驚きの発表でした。

このように免疫細胞を評価する方法以外にも、血中タンパク質やサイトカインの網羅的定量的な測定から生物学的年齢を測定しようとする試みもあります。炎症性加齢時計（Inflammatory Aging Clock: iAge）なる考えも発表されています（文献55）。

この考え方によれば、１００１名の血液中を流れるタンパク質を網羅的に測定し、人工知能による深層学習を使って、心臓の加齢に関連した加齢関連の病理を早期に検出でき、介入の標的の可能性になる「ケモカイン」が同定されています。中でもＣＸＣＬ９ケモカインは、炎症性加齢時計への最も強力な寄与因子であり、炎症に関与する複数の遺伝子を上方から制御し、細胞老化、血管加齢、心臓の有害なリモデリングに関係しています。

ＣＸＣＬ９を遺伝子欠損すると、老化した内皮細胞で失われた機能が復活すること、ＣＸＣＬ９は脈波伝搬速度との間に相関関係があることも示されました。

慢性炎症の原因に関しては、腸内細菌説、口腔内細菌説、老化細胞説、ミトコンドリア説などさまざまなものが発表されていますが、確定的なものはありません。**しかし、腸内細菌の乱れによる腸管上皮バリア機能障害の結果、腸管における組織学的、ミクロレベルの炎症が全身の慢性炎症に寄与する可能性が多くの研究により支持されてきています。**

まとめ

老化時計を進めるのは体内の炎症

胆汁酸は抗老化作用がある

Barcenaら（文献56）は、早老症の2つの異なるマウスモデルを用いて野生型マウスからの糞便移植によりモデルマウスの老化に伴う体温の低下、低血糖、腎血管周囲石灰化といった所見が軽減し、短縮していた寿命が回復することを見いだしました。**腸内細菌叢解析からアッカーマンシア・ムシニフィラが関与する可能性を発見し、さらにアッカーマンシア・ムシニフィラの細菌移植によっても同様の寿命回復効果を確認しました。**

回腸内容物のメタボローム分析により、**早老症マウスはディスバイオーシスの結果、二次胆汁酸生成経路が障害されており、アッカーマンシア・ムシニフィラ菌移植によりその障害が回復していました。**この結果から、早老症モデルに対して正常マウスの糞便移植を行うことで胆汁酸代謝の回復を伴って、老化現象が抑制され、健康寿命・個体寿命が延長することが明らかにされました。これまで**二次胆汁酸は悪者扱いされていた**ことがありますが、腸内細菌によって代謝された二次胆汁酸やその代謝物には抗菌作用に加えて宿主の免疫、炎症に重要なシグナルを送っているようです。

森永乳業基礎研究所フロンティア研究室研究員の吉本真博士ら（文献57）は、日本人の高齢者の中には暦年齢より若いクラスターの成人型と年齢相応のクラスターの高齢型腸内細菌群があり、その糞便中351の代謝物を成人型と高齢型を比較した結果、成人型と比較して高齢型では胆汁酸（cholic acid, taurocholic acid）の減少、コリン代謝物（choline,trimethylamine）の増加、短鎖脂肪酸（propionic acid, 2-hydorxy-4-methyvaleric acid）の増加、ポリアミン代謝物（N8-acetylspermidine）の増加がありました。ここでも、高齢型の腸内細菌群では胆汁酸が減少していました。

胆汁酸を産み出す腸内細菌が百寿者で増えている

日本人の百寿者（平均107歳）を対象にしたメタゲノム解析、メタボローム解析の結果が報告されています（文献58）。便の中の胆汁酸を解析した結果、若齢者（20〜50歳）と高齢者（80〜90歳）に比べ、百寿者（100歳以上）でさまざまなリトコール酸（LCA）（イソリトコール酸、3-オキソLCA、アロLCA、3-オキソアロLCA、イソアロLCA）などの特有の二次胆汁酸を産生できる腸内細菌が増加していることを発見しました。

細菌培養スクリーニングにより、これらはオドリバクテリア科に属する細菌であることが特定され、これらの細菌がコードするイソアロLCA産生の主要な酵素と生合成経路が明らかにされました。また、イソアロLCAがさまざまなグラム陽性腸内病原菌の増殖を試験官の実験で抑制することや、65歳以上の高齢者で発生しやすいクロストリディオイデス・ディフィシル感染においてその増殖からマウスを防御することが実証され、抗菌作用があることが解明されました。

百寿者の腸内ではイソアロLCAを合成する細菌が増加し、イソアロLCAが豊富に存在しているためグラム陽性病原性細菌の排除が促進され、健康な腸内環境を維持できているのではないかと考えられています。こういった二次胆汁酸から腸内細菌によって代謝されるものには、イソアロLCAに加えて3オキソLCA、LCA 3-硫酸などが宿主の免疫応答制御に関わることも明らかにされ、実際に二次胆汁酸の代謝物3オキソLCA、イソアロLCAがTh17T細胞や制御性T細胞の分化に関わること（文献59、60）なども報告されています。血中でもこういった胆汁酸代謝物は検出されており、老化に関わる新たなホルモン様物質として注目されています。二次胆汁酸はこれまでの研究では肝発がんとの関わりが注目されてきましたが、最近では、**特に大腸管腔内の二次胆汁酸代謝物が炎症や免疫に作用する抗老化ホルモンとして注目が集まっています。**

まとめ

老化を遅らせる胆汁酸の役割が明らかに

ポリアミンで寿命が延びる理由

精製していない穀物に含まれる胚芽や大豆などの豆類、魚介類にも含まれているポリアミン。この成分は、すべての動物の体内で合成される代謝物ですが、熟成したチーズ、豆類、納豆、全粒穀物など広範囲にわたる食品にも含まれています。**このポリアミンがオートファジー（細胞の自食作用）として知られる細胞再生過程を活性化する作用があることが解明されつつあります。**

オートファジーについての詳細は省きますが、2016年のノーベル医学・生理学賞を受賞した大隅良典博士の研究では、細胞の構成成分、主にタンパク質の分解と再利用を可能にするメカニズムとされています。大阪大学の吉森保博士らは、オートファジーを止める「ブレーキ」の役割を果たす「Rubicon」というタンパク質を発見しました。オートファジーの機能は加齢によって弱ってしまうことが分かってきているため、Rubicon を利用した健康長寿戦略を進めています（文献61、62）。

アルツハイマー病の神経変性疾患の原因とされているアミロイドβペプチドやタウは、凝《ぎょう》集《しゅう》をつくりやすいタンパク質とされています。アルツハイマー病を発症するように遺伝子を改変したマウスでオートファジーの働きを活発にすると、発症が抑えられたといいます。これは、オートファジーが凝集したアミロイドβペプチドやタウタンパク質を選択的に分解することで、アルツハイマー病の発症を防いでいる可能性を示すものと考えられます。

一方で、**このポリアミンという物質に寿命延長効果があることが報告されています。**酵母、ショウジョウバエ、線虫ではその効果は明らかです。最近、マウスの実験においても飲み水にポリアミンを添加しておくと、寿命が延長されること、さらにはこの効果はポリアミンの一種であるスペルミジン投与をマウスの中年期から開始した場合でも見られることが示されました。さらにこの寿命延長効果のメカニズムとして心機能の維持が重要であり、心臓の老化を遅らせることが寿命延長の一因になっていることが分かりました。

また、オートファジーに遺伝的欠損のあるマウスではスペルミジン投与による有益な効果がなくなることから、心臓に対する抗加齢効果、寿命延長にスペルミジンによるオートファジー活性化が関与することも証明されています（文献63）。

協同乳業株式会社の松本光晴博士らは、ビフィズス菌の中にポリアミンを産生する遺伝子を持つ菌（ＬＫＭ５１２）があることに気づき、質量分析計を用いた代謝物分析（メタボローム）を実施しました。

まとめ

寿命を伸ばすポリアミンの研究が進む

すると、大腸内でポリアミンという物質が増加し、大腸粘膜バリア機能が維持され、炎症を抑制したことで、LKM512菌によるマウスの寿命の延伸につながったことを明らかにしました（文献64、65）。さらに、この寿命延長作用には、ポリアミンそのものの摂取では効果が弱く、LKM512菌投与により生体内でポリアミンを生成することが重要で、その生成がアルギニンの併用投与により増強することも解明されています。

ポリアミンを産み出す腸内細菌

加齢によって、血管が硬くなると、動脈硬化などの血管の病にかかりやすくなります。ところが、**ポリアミンには血管のしなやかさを維持する効果がある**ことがわかっています（文献66）。

ポリアミンを産生するビフィズス菌ＬＫＭ５１２株を用いた血管内皮機能の研究では次のようなことがわかりました（文献64）。試験は30～65歳、ＢＭＩ30以下の健常人44名を対象に、ＬＫＭ５１２＋アルギニン投与群とプラセボ群の２群で信頼性の高い二重盲検並行群間比較試験が実施されました。

結果、反応性充血反応（reactive hyperemia index;RHI）の変化率はプラセボ群に比較して投与群で有意に高値であり、投与群では前値に比較しても有意に改善しました。プラセボ群に比較して投与群の便中トリメチルアミンは有意に低値であり、シトロバクター・エンテロコッカスの存在率も投与群で有意に低下しました。便中ポリアミン（putrescine）、血中ポリアミン（putrescine、spermidine）はプラセボ群に比較して投与群で有意に増加しました。薬剤の有効性試験と同じようにＬＫＭ５１２による動脈硬化に対する予防効果（血管の老化を防ぐ）の可能性が示唆されました。

以上の結果をまとめ、協同乳業株式会社では、生きて腸まで届いて増えるビフィズス菌ＬＫＭ５１２とアルギニン６００ｍｇを配合したヨーグルト「ＬＫＭヨーグルトBV」にて、ビフィズス菌ＬＫＭ５１２とアルギニンが加齢とともに低下する血管のしなやかさ（柔軟性血管を締め付けた後の拡張度）の維持に役立つ機能性表示を消費者庁に届け出、結果、受理されています。「血管のしなやかさ」を機能性としたヨーグルトとしては初めてのものです。

腸内細菌が産生するポリアミンが血管のしなやかさの維持に重要であることが解明され、より長期の投与によって動脈硬化予防さらには認知症のリスク低減作用なども期待されています。

協同乳業をはじめ、島津製作所、花王、山口県が協力して、山口大学医学部に高齢者の健康づくりなどをテーマとした社会連携講座を設立し、ポリアミンの研究が進められているのです。

まとめ

腸内細菌はアンチエイジングに効く成分を産み出す

健康寿命を左右する腸内細菌

日常生活の質を落とさず、元気に老いていくためには健康寿命をできるだけ伸ばすことが必要です。**この健康寿命の延伸に影響を与えている腸内細菌もいます。**

2004年、オランダのムリエル・デリエンは、消化管の粘膜表面のムチンという粘性物質を単一の栄養源として生育できる細菌を見つけ、健康なヒトの糞便から分離し、微生物生態学者の名前（アントーン・アッカーマンス）と、「ムチンを好む」という特徴から、この細菌はアッカーマンシア・ムシニフィラ菌、と名づけられました。成人の腸内細菌の1～4％程度を占め、大腸に生息する菌の一種です（文献67）。グラム陰性、偏性嫌気性、非運動性、非芽胞形成性の楕円形をした真正細菌であり、ベルコマイクロビア門、アシカーマンシア属に分類されています。

アッカーマンシア・ムシニフィラは、肥満、糖代謝、腸管免疫に関与し、さらには食品因子の機能性にも関わることが報告され注目されている腸内細菌の一つです（文献68）。ブドウ由来ポリフェノール、クランベリー由来のポリフェノール、リンゴ由来高分子プロシアニジン、緑茶由来エピガロカテキンガレートなどの投与によりアッカーマンシア菌が増加し、肥満抑制、代謝改善、脂肪肝抑制などが動物モデルで報告されてきました（文献69）。

緑茶の健康増進作用はよく知られていますが、その成分であるエピガロカテキンガレートを用いた基礎、臨床研究は日本で盛んに行われてきました。私たちはこの作用が腸内細菌叢の変化に関わっているのではないかと考え、マウスを用いて検討しています。**結果、エピガロカテキンガレートはアッカーマンシア・ムシニフィラ菌を増加させ、さらに胆汁酸の代謝を進めることによって脂肪肝の抑制作用を発揮していることを明らかにしています**（文献70）。

また、長寿者においてアッカーマンシア・ムシニフィラ菌の占有率が高いことも示されています。イタリアのセミスーパーセンチネリアン（１０５～１０９歳）、中国での超高齢者（90歳以上）、韓国の高齢者、**沖縄大宜味村の高齢者などでアッカーマンシア・ムシニフィラ菌の占有率が高いことが報告されています**（文献71）。

アッカーマンシア・ムシニフィラ菌をヒトに投与した無作為化二重盲検比較試験が報告されました（文献72）。この研究ではＢＭＩ25以上の肥満者を対象に、３群間で無作為化二重盲検プラセボ対照比較試験が実施されています。アッカーマンシア・ムシニフィラ菌の生菌あるいは死菌（低温殺菌）を、毎日朝食前に３ヶ月間投与した結果、プラセボを摂取した群に比べて治療群では体重が減少し、総コレステロール値やインスリン抵抗性も改善されました。この研究のポイントは、ヒトを対象にした無作為化盲検比較試験でアッカーマンシア・ムシニフィラ菌の有効性が証明されたこと、生菌も死菌（低温殺菌）もともに有効で、死菌の方が効果が高いこと、さらに安全性が確認できたこと、ではないかと考えます。

ヒトに対するアッカーマンシア・ムシニフィラ菌のプロバイオティクスとしての安全性が確認され、マウス実験での寿命延長効果も報告されました。

このことから、脳に与える影響も研究されています。マウス、ラットモデルを用いて、アッカーマンシア・ムシニフィラ菌体の細胞膜タンパク質（Amuc－1100）が慢性ストレスによるうつ様症状を改善すること（文献73）、慢性投与が腸管、海馬のセロトニンシグナルを活性化させること（文献74）、高脂肪食負荷による記憶障害を抑制すること（文献75）などが明らかにされました。アッカーマンシア・ムシニフィラ菌は腸脳相関を制御する腸内細菌として現在最も注目されています。

まとめ

健康寿命やうつ病に寄与する腸内細菌が発見された

健康的な食事で若返りは可能か？

若返りは人類の永遠の夢です。しかし、腸内細菌叢のバランスを維持する健康的な食事を意識的に取ることで、老化時計を遅らせることができることが次第に明らかになってきました。

ＤＮＡメチル化によるエピジェネティックな年齢（生物学的年齢）が測定可能になると、主に疫学情報から提案された健康的な食事スタイルについての研究も加速してきています。そのような研究の一つ「Sister Study」は２００３～09年に参加登録された5万８８４人の女性を対象とする縦断的コホート研究です。この参加者の登録時の年齢は35～74歳です（文献76）。

参加登録時に行われた食事調査の回答を基に、健康的な食事スタイルとして提唱されている以下の４種類の食事スコアを算出しました。

第一に高血圧治療に推奨されているDASH食（Dietary Approaches to Stop Hypertension）、第二に健康的な食事指数２０１５（Healthy Eating Index 2015; HEI-2015）、第三は代替健康食指数（Altemate ＲＮＡ te Healthy Eating Index 2010; AHEI-2010）、そして第四は代替地中海式食事（Altemative ＲＮＡ tive Mediterranean; aMed）の４つの食事スコアが算出され、平

均が０、標準偏差が１になるように変換したうえで、ＤＮＡメチル化に基づく生物学的年齢との関連を評価しました（文献76）。

「Sister Study」登録者のうちＤＮＡメチル化に基づく生物学的年齢のデータを利用可能なのは２８７８人でした。その中から食事データの欠落者や生物学的年齢が平均から４標準偏差以内から逸脱している人などを除外し、２６９４人を解析対象としました。ＤＮＡメチル化に基づく生物学的年齢を測定するため、次の、Hannum、Horvath、PhenoAge、GrimAgeという４種類の遺伝子老化時計を用いています。これらの遺伝子老化時計を用いるので、実年齢よりも生物学的な肉体の年齢を推定できます。

その結果、４種類の生物学的年齢はすべて、実年齢と正の相関関係があり、GrimAgeとの相関が最も強い結果となりました（ρ＝０・９２３）。実年齢が若いか高齢かにかかわらず、生物学的年齢と実年齢の差は変わらないことも明らかになりました。また、４種類の生物学的年齢と実年齢との差は、互いに正の相関関係がありました。

生物学的年齢に影響を及ぼし得る因子（身体活動量・頻度、喫煙、総摂取エネルギー量、閉経前／後、出産回数、学歴）で調整後、評価した４種類すべての食事スコアが、４種類の生物学的年齢のうちのPhenoAgeおよびGrimAgeと実年齢との差と逆相関（食事スコアが高いほど生物学的年齢が低くなる）してました。代替健康食指数（AHEI-2010）＊と生物学的年齢との相関が最も強く、AHEI-2010のスコア1標準偏差あたり、PhenoAgeと実年齢との差との相関がβ＝－0・5（95％信頼区間：－0.8～－0.2）であり、GrimAgeと実年齢との差との相関がβ＝－0・4（信頼区間：－0.6～－0.3）と計算されました。

生活習慣により層別化したサブグループ解析の結果、身体活動量が推奨（週に2・5時間以上）を満たしていない女性では、食事スコアが高いほど生物学的年齢が若いという逆相関が、より強いことがわかりました。

まとめると、**健康的な食事スタイルを維持している女性ほど、DNAメチル化で評価した生物学的年齢が若いことが明らかとなりました。**また、健康的な食事スタイルのメリットは、特に身体活動レベルが低い女性で強く現れると考えられます。

＊代替健康食指数（AHEI-2010）は、心血管疾患や糖尿病などの慢性疾患やがんのリスクに関連していることが報告されていて、全粒穀物、多価不飽和脂肪酸（PUFA）、ナッツ、長鎖オメガ3脂肪酸の摂取量が高く、赤身／加工肉、精製粉、甘味料入飲料の摂取量が低い食事を反映した健康食指数です。

まとめ

健康的な食事スタイルを維持する女性は実年齢よりも生物学的年齢が若い

腸内細菌が認知症を引き起こしている可能性

体の老化とともに、問題になるのが脳の老化です。脳が加齢によって衰えてくると、認知機能も衰えてきます。こうした認知症の代表的なものにアルツハイマー型認知症があります。最近の研究により健常者が突然、アルツハイマー型認知症を発症するのではないことがわかっています。

まず、主観的認知機能低下（ＳＣＤ）が起こり、軽度認知障害（ＭＣＩ）を経て、アルツハイマー型認知症と段階的に疾患が進行することがわかっています。

アルツハイマー型認知症は、アミロイドβタンパクが脳に蓄積し、脳神経に障害を起こして発症すると考えられています。これまでの研究では発症の20年くらい前から、アミロイドβは脳の中にたまりはじめます。そのためＭＣＩやＳＣＤの段階で気づいて予防することが大切とされています。

「認知症ネット」（https://info.ninchisho.net/check/ch20）などで認知機能をチェックするものもありますので、自分でチェックしてみるのもよいでしょう。

腸内細菌の代謝物質が脳に影響を与えている

認知症の危険因子には、年齢、遺伝子のように修正できない項目と、生活習慣など修正できる項目があります。修正できる項目は40%で、そのうち5%は高血圧、肥満、飲酒、糖尿病など食事が関わるものとされています。

国立長寿医療研究センターもの忘れセンター副センター長の佐治直樹博士は、腸内細菌と認知症の関連、特に腸内細菌が代謝する物質が脳に影響するという代謝産物経路についての研究を進めています（文献77）。

その結果、腸内細菌のいくつかの代謝産物は、認知症と関係があることがわかりました。中でも、**アンモニアが認知症リスクとの関連が高く、乳酸は低いという結果が得られています。**

アンモニアは、特定の腸内細菌が産生するもので、肝疾患などで、腸管に増加したアンモニアが吸収されて、脳機能に悪影響を与えることで有名な物質です。肝硬変の患者さんでは、アンモニアを吸着したり、産生菌を抑制したりするような治療が行われています。

乳酸は善玉菌として知られる乳酸産生菌が作る物質で、腸内環境を弱酸性化し、さらには乳酸そのものがヒトに存在する受容体を介して免疫応答に影響することが知られています。

また、**認知症の人と認知症ではない人では、腸内細菌叢のタイプが異なることもわかっていて、認知症ではない人に比べて、認知症の人の腸内細菌叢には、種類のわからない菌が増えて**

いると分析しています。

世界一の高齢社会を迎えた日本では認知症患者の増加が著しいですが、日本の代表的な大規模認知症コホート研究の1つである愛媛県の中山町研究グループは、1997年、2004年、2012年、2016年に実施した調査データを基に認知症有病率の経年的推移を検討しました（文献78）。認知症有病率は人口の高齢化以上に上昇しており、高齢化以外の要因が示唆されたことから、認知症高齢者の増加を抑制するには認知症の促進・予防因子の解明と予防戦略の策定が必要だとしています。

今後、腸内細菌の研究が進むことで、認知症に対応できる対処法が明らかになるかもしれません。

まとめ

腸内細菌が産み出す物質が認知機能の低下を招く

日本食は認知症を防げるか？

腸内細菌叢の形成には食事の影響が大きいことがわかってきています。佐治直樹博士は、国立長寿医療研究センターもの忘れ外来を受診した方を対象に、認知機能検査や食品摂取アンケートなどを実施し、糞便に含まれる腸内細菌代謝物との関連を報告しています（文献79）。食品摂取アンケートから日本食スコア（Japanese diet index; JDI）を算出しました（JDI9：9品目の摂取状況［米、みそ、魚介類、緑黄色野菜、海藻類、漬物、緑茶、牛肉・豚肉、コーヒー］により算出した伝統的日本食スコア、rJDDI12：JDI9に3品目［大豆・大豆製品、果物、きのこ］を追加した修正スコア、JDI12：コーヒーをマイナス1ではなくプラス1に加点したスコア）。

その結果、**認知症のない人は認知症の人より日本食スコアが高く、魚介類・きのこ・大豆・コーヒーを多く摂取していました（図4）。**さらに興味深いことは、これらの食品摂取が多いと腸内細菌の代謝産物濃度が低い傾向が見られたことでした。

特にパラクレゾールやインドールなどは、腸内悪玉菌が作る発がん促進物質として知られています。腸内腐敗発酵産物の指標ですが、前記品目を多く摂取している人はこれらの代謝産物濃度が低い傾向にあったことです。

図４

現代的日本食スコアが高いと、認知症の割合が低い

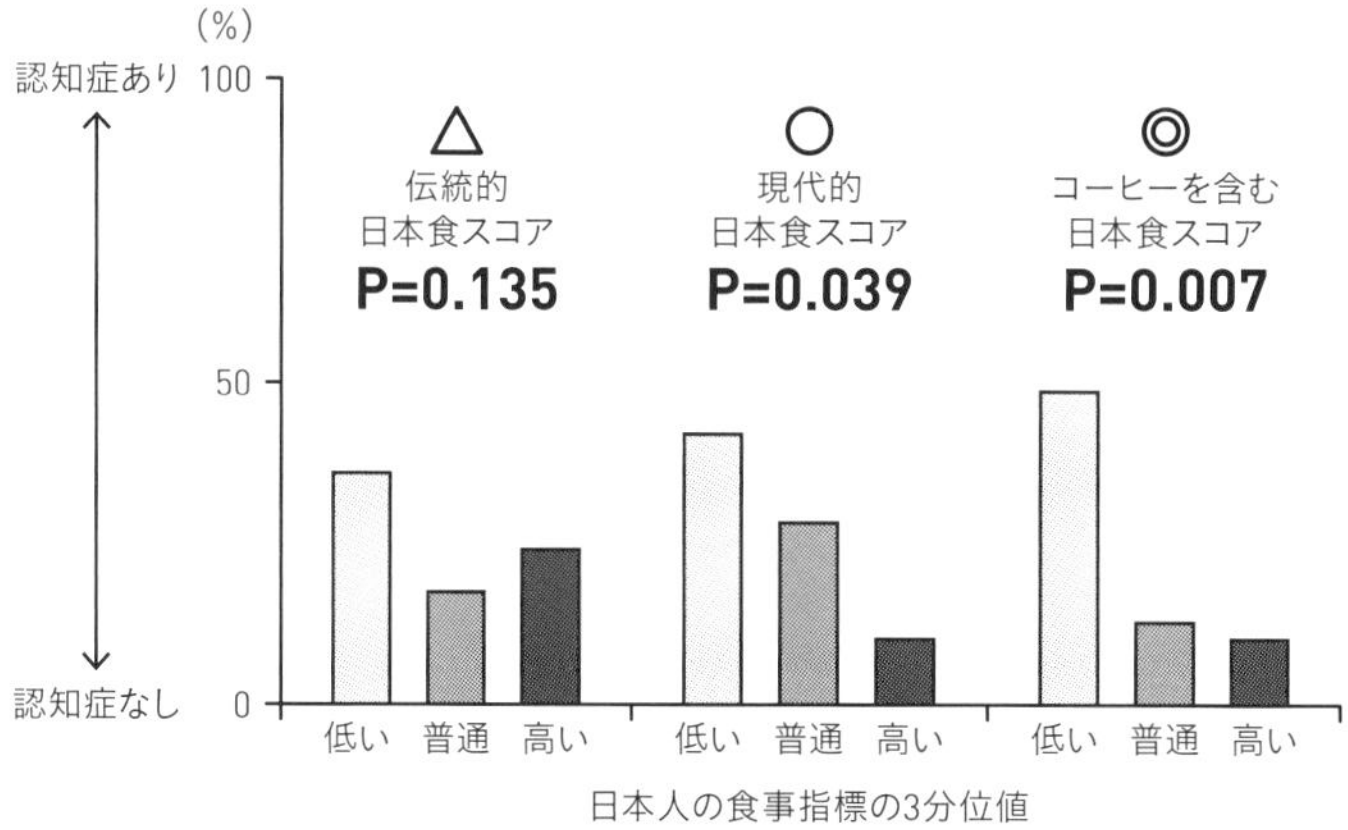

さらに、腸内細菌叢にも認知症と認知症でない人ではその分布が異なることも報告されています。

図5をご覧下さい。認知症のある人とない人のエンテロ（腸内細菌叢）タイプです。鍵となっているのはバクテロイデス菌のようです。認知症でない人ではバクテロイデス菌が多い（30%以上）エンテロタイプI型が多いの対して、認知症の人ではI型が少なく、III型（機能の不明な細菌が多い）が有意になっていました。決して特定の腸内細菌が認知症を引き起こしているのではなく、人にとって様々な有用な物質を分泌しているバクテロイデス菌のグループが認知症に関与する可能性を示しています。

認知症群（34人）と非認知症群（94人）に分け腸内細菌の分布を調べたところ、バクテロイ

まとめ

バクテロイデス菌が多いと認知症になりにくい

図5

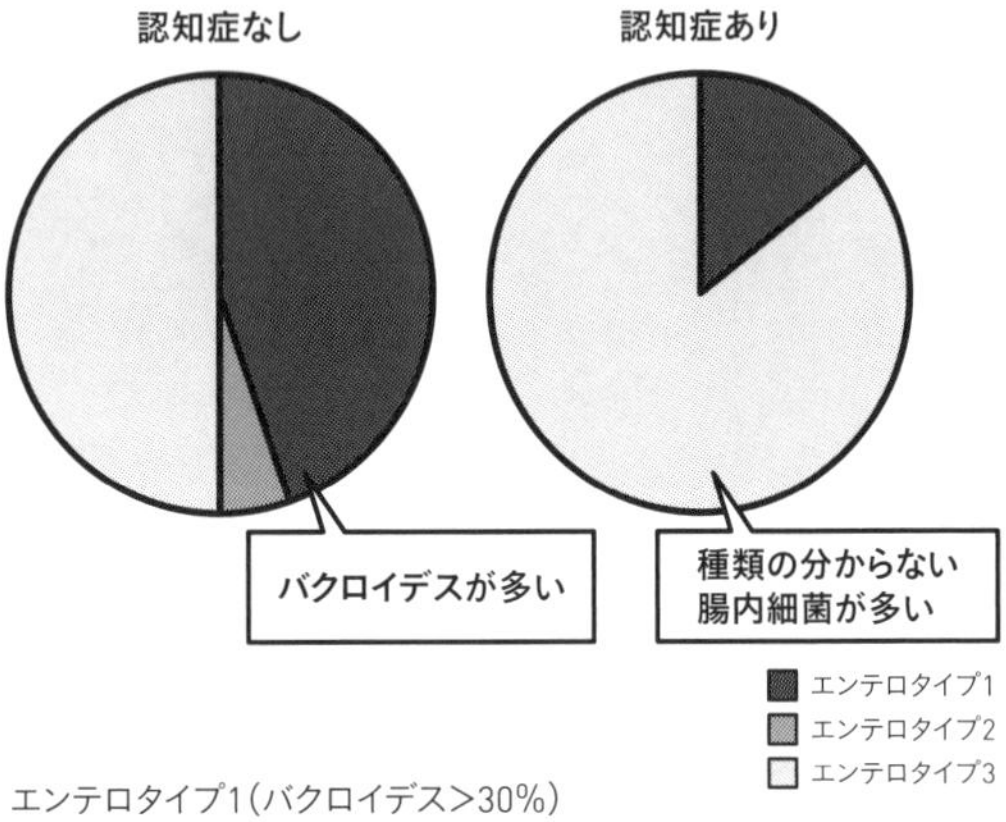

エンテロタイプ1（バクロイデス＞30%）
エンテロタイプ2（プレポテラ＞15%）
エンテロタイプ3（その他の細菌が多いタイプ）

デス菌が全体の3割以上を占める人は、非認知症群で45％と半数近くですが、認知症群では15％のみでした。バクテロイデス菌の占有率が高い場合、認知症リスクが10分の1程度に低下する可能性があるのです。

高齢になると、抗生物質をむやみに使ってはいけない理由

風邪などに罹患したら、体内に入った細菌を死滅させるために、病院で抗生物質を処方されることがあります。しかし、**慢性的な抗生物質の使用が腸内細菌叢を変容させ、肥満（文献80）や大腸がん（文献81）、心血管疾患（文献82）のリスクになることが知られています。**

マーティン・J・ブレイザー教授は著書『失われていく、我々の内なる細菌』（マーティン・J・ブレイザー（山本太郎訳））の中で、抗生物質について次のように述べています（文献83）。

「2歳以下の子どもが最も多くの抗生物質の処方を受けていた。1000人あたり1365クールです。このことは、アメリカの子どもは2歳までに平均で3回、抗生物質の処方を受け、10歳までにその合計は平均で10回を超える。米国疾病予防管理センターの統計から推定すれば、子どもたちは20歳になるまでに平均で17クールの抗生物質の処方を受けていたことになる。すごい数だ。アメリカや他の先進諸国での先行研究でも、同じような数字が出ている」

腸内細菌叢のバランスを崩してしまう抗生物質の多用は異常だと思います。恐らく、アメリ

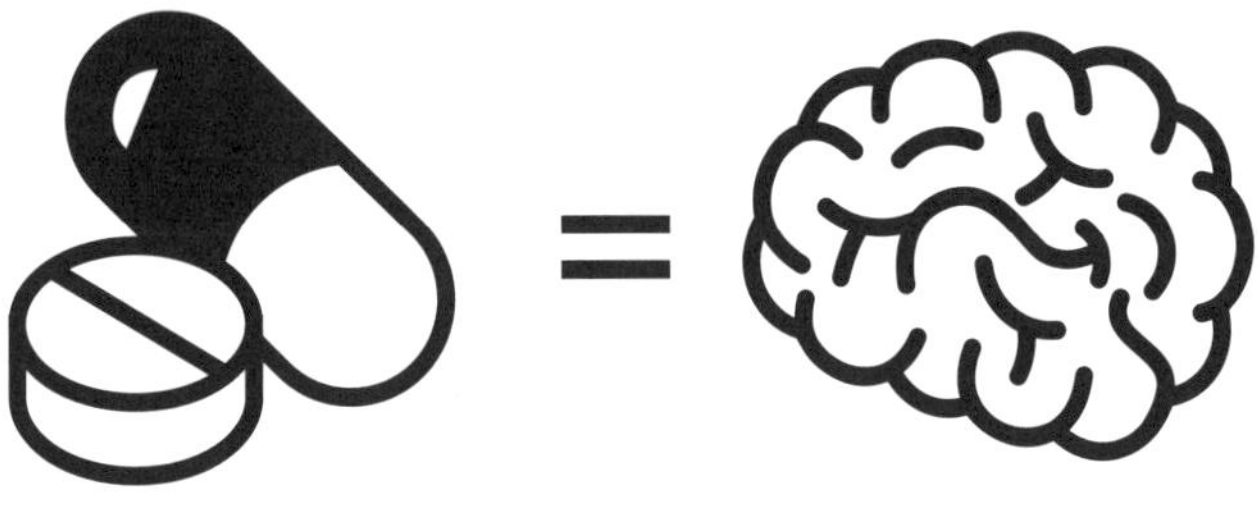

カのように日本でも同じような状況だと思います。薬剤耐性細菌の問題だけでなく、今後は特に幼少時の抗生物質投与が、その個人の一生に影響するだけの腸内細菌叢の変化を引き起こすことを、自覚すべきと思います。

中年期に長期にわたって抗生物質を使用すると、腸内細菌叢が変化する結果、その後の人生で認知能力が低下する可能性があることを示す論文が発表されました（文献84）。

この論文は「ナースヘルス研究Ⅱ」データベースに登録されている、アメリカで働く看護師1万4542人を対象とした研究です。ナースヘルス研究Ⅱは、1989年に開始され、現在も継続している全米規模のコホート研究で、女性の主要慢性疾患のリスク因子を調べています。抗生物質使用の理由として多かったのは、呼吸器感染症、尿路感染症、にきび／酒さ、慢性気管支炎、歯科治療でした。

多変量線形回帰モデルを使用した解析の結果、平均7年後に実施した認知能力評価によって、中年期における少なくとも2ヶ月の抗生物質の使用と、その後の全体的な認知能力、学習および作業記憶、精神運動速度、集中力のスコア低下との間に有意な関連性があることがわかります。具体的には、配偶者と親の年齢と学歴を調整した後、全体的複合スコアの平均差はマイナス0・11標準単位、精神運動速度と注意力の複合スコアでマイナス0・13、学習と作業記憶の複合スコアでマイナス0・10（Ptrend <0.0001）と抗生物質非投与群と比較して抗生物質投与群で低下していました。これらのスコアの低下は年齢によっても低下するために、研究グループらの計算では抗生物質の使用と認知の関連は、3〜4年の老化で見られるものとほぼ同じであったとしています。抗生物質の使用が、使用を中断してから数年経っても、腸内細菌叢に大きな影響を及ぼすことが過去の研究から示されていることを考えると、腸と脳を結ぶ軸が、抗生物質と認知機能を結ぶメカニズムとなっている可能性があると考えています。

まとめ

抗生物質によって、認知症が進む可能性がある

糖尿病薬の認知予防の可能性

消化管ホルモンの一つであるグルカゴン様ペプチド-1（GLP-1）が創薬として臨床応用され、話題になっています。消化管粘膜上皮細胞の中にはホルモンを分泌する細胞があり、特に小腸に存在するL細胞から分泌されるGLP-1ホルモンが注目されています。GLP-1は門脈血を介して膵臓にあるGLP-1受容体に作用し、インスリン分泌を促進する作用により、血糖のコントロールに作用します。

糖尿病に対する治療薬として、GLP-1と同様に作用するペプチドが作られ、注射薬あるいは経口薬として使用され、血糖を調整するだけでなく、心筋梗塞などの心血管合併症を抑制することが明らかにされています。

さらに、GLP-1受容体作動薬（GLP-1類似のペプチド）の意外な脳への作用が報告されてきています。糖尿病患者を対象にした前向き比較試験において、プラセボに比較してGLP-1受容体作動薬を使用した群では有意に認知症の発症率が少ないと報告されています（文献85）。

糖尿病に罹患すると、認知症のリスクが2倍程度高くなるとされています。ところが、GLP－1受容体作動薬が糖尿病に広く使用されるようになり、認知症の発症に対する影響が評価されました。まず、3つの心血管合併症予防を評価する無作為化二重盲検プラセボ対照比較試験（患者1万5820人）およびデンマークの登録ベースのコホート試験（患者12万54人）のデータを登録し評価しました。

結果、対照比較試験においても、コホート試験においてもプラセボに比較して、GLP－1受容体作動薬治療群で有意に認知症の発生率が低いことが明らかになりました。中央値で3・61年の追跡期間中に、GLP－1群15例、プラセボ群32例が認知症を発症しました。Cox回帰分析により算出したハザード比（HR）は0・47（95％信頼区間：0・25～0・86）で、プラセボ群と比べてGLP－1群では認知症発症リスクを53％抑制していました。

一方、デンマーク国立処方レジストリの解析では、中央値で7・4年の追跡期間中に、4849例が認知症を発症しました。

認知症発症例1例ごとに年齢、性などを調整して、認知症群4849例と対照群4万8506例について、GLP－1受容体作動薬を含めた二次治療が認知症発症に及ぼす影響が検証されました。

既往歴などを調整し二次治療の治療薬ごとに対照群に対する認知症発症のHRを算出すると、

インスリン群では1・01（95％信頼区間：1・00～1・03）、SU薬群では0・98（同0・97～1・00）、DPP-4阻害薬群では0・98（同0・95～1・00）、グリニド系薬群では0・95（同0・89～1・02）だったのに対し、GLP-1群では0・89（同0・86～0・93）と最もリスクが低く計算されました。

GLP-1受容体作動薬による良好な認知症の発症抑制効果は、性別、年齢、インスリン使用歴など別に見たサブグループ解析でも一貫して認められました。GLP-1受容体作動薬による治療は、2型糖尿病患者の認知症の発生率を低下させる新たな機会を提供する可能性があります。

糖尿病薬が認知症の薬に

リラグルチドは、現在2型糖尿病に対して承認されているGLP-1類似体です。アルツハイマー病のトランスジェニックマウスにおける研究では、**リラグルチドがアミロイドオリゴマーを減少させ、シナプス可塑性《かそせい》および脳グルコース取り込みを正常化し、そしてニューロン前駆細胞の増殖を増加させることにより神経保護効果を発揮することを示唆する成績が得られています。**現在、軽度のアルツハイマー型認知症の参加者を対象としたリラグルチドの無作為化、二重盲検、プラセボ対照、第IIb相試験が実施されているようであり、結果を楽しみに待ちたいと思います。

しかしながら、ＧＬＰ－１産生細胞が小腸に存在するＬ細胞であることを考えると、食事に応答して分泌されるメカニズムの詳細を解析することにより、生理的なＧＬＰ－１分泌を周期的に亢進させることもより重要ではないかと考えます。薬を摂取するより、食事内容を変える方が簡単だからです。Ｌ細胞にはトランスポーター、受容体、チャネルが各種発現し、消化管管腔内に存在する糖、アミノ酸、腸内細菌の代謝物などの物質を検知して、カルシウムイオンやサイクリックAMPなどの細胞内シグナルの活性化を介してＧＬＰ－１を分泌しているようですが、依然としてその全容は解明されていません。

秋田大学の加藤俊祐博士らは、ＧＬＰ－１受容体作動薬による腸内細菌叢の変化を明らかにしています（文献86）。ＧＬＰ－１受容体作動薬は、膵臓以外にも作用することが知られていて、胃に作用して胃排泄遅延作用、中枢への食欲抑制などが有名です。さらには、嘔吐、下痢、便秘などの消化管への副作用もあります。加藤博士らは、ＧＬＰ－１受容体作動薬のリラグルチドをマウスに皮下注射し、腸管交感神経系の活性化を介したノルエピネフリンの増加により盲腸内大腸菌が増加すること、大腸菌構成成分 Caseinolytic protease B（ClpB）も増加することを明らかにしました。このClpBは、脳内の最後野、孤束核に作用して食欲を抑制機序が報告され（文献87）、腸脳相関を説明する物質の一つです。

通常の飼育条件下では、この急性期の大腸菌の増加は宿主に大きな影響を与えないようですが、腸炎などのストレス状況や慢性的な投与下における大腸菌の増加はタイトジャンクション遺伝子発現を低下させます。これにより、腸内細菌が腸の管の皮を通過してしまう他臓器へのバクテリアルトランスロケーションを助長する可能性があると考えられます。GLP-1受容体作動薬使用における長期的なデータの集積が必要と考えます。

まとめ

GLP-1の可能性が広がる

第5章

本当は怖い腸の病

なぜ便秘が続くと死亡率が上昇するのか？

便秘で悩んでいる人は意外に多いとされています。成人1万5000人を対象にしたインターネットの調査では、約30％弱の人が「自分は便秘である」と答えたと発表され、特に女性では37・5％の人が便秘と答えています（文献88）。便秘に対する対策は個人差が大きく、薬局などで薬を買ったり、インターネットなどで特別なお茶などを購入している人が多いとされています。

最近の医学研究では、**便秘は多くの病気の始まりであることが明らかになってきました。便秘でない人と比較して便秘の人は10年後、15年後の生存率が有意に低いことが示され、慢性腎臓病、急性心筋梗塞などの病気を発症するリスクが高いこともわかってきました。**便秘は大腸の調子が悪いことから始まりますが、実は全身のさまざまな病気の発症あるいは増悪因子になっていたのです

日本人の排便頻度と循環器系疾患死亡との関連を前向きコホート研究である「大崎国保コホート研究」のデータにより検討した結果が発表されています（文献89）。このデータは一般

図６

排便頻度と循環器系疾患死亡リスク

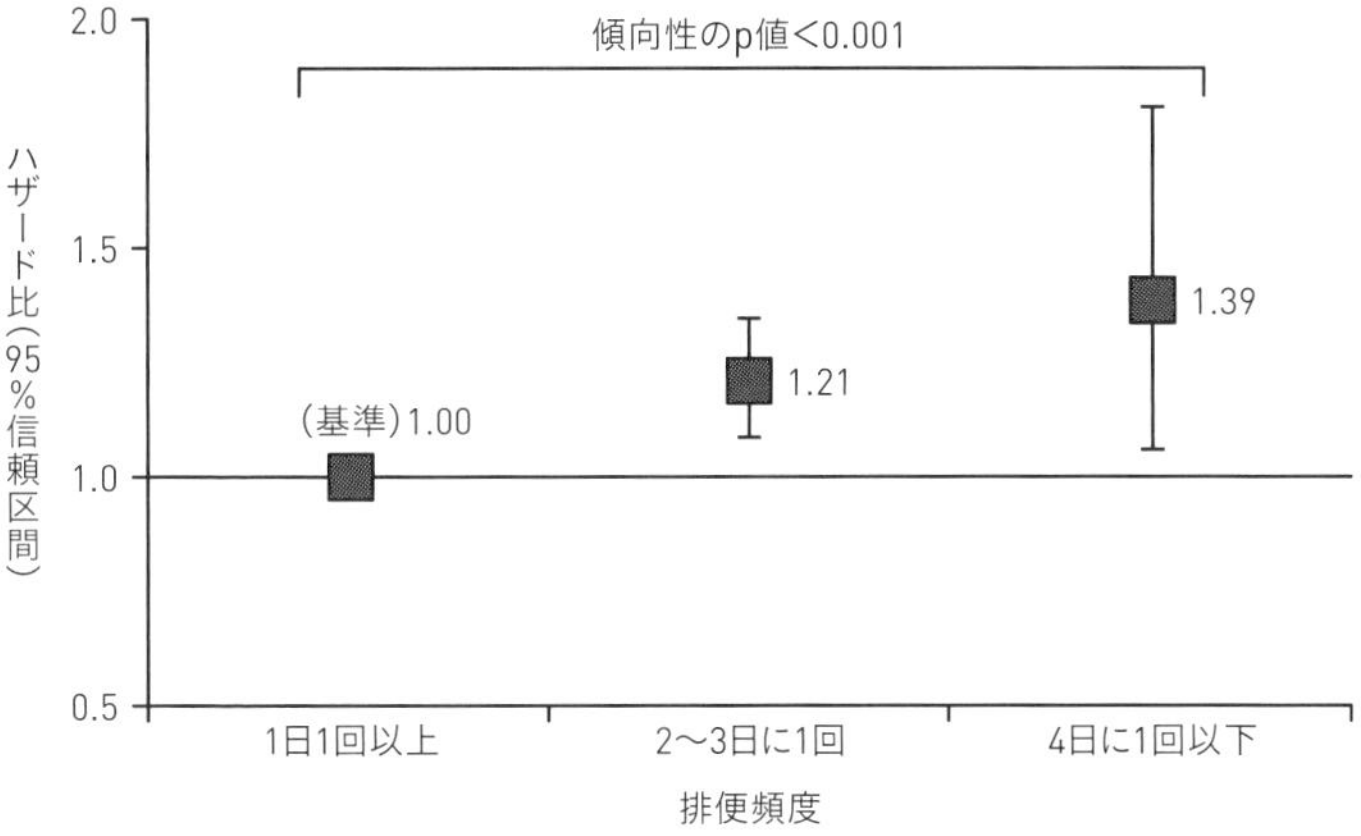

住民を対象とした大規模コホートデータであることに特徴があります。排便頻度についての質問への回答を用いて検討しました。

図６をご覧下さい。排便頻度と循環器系疾患の死亡リスクです。排便頻度を「１日１回以上(多い)」「２～３日に１回」「４日に１回以下(少ない)」の３グループに分け、循環器系疾患死亡、虚血性心疾患死亡、脳卒中死亡との関連を検討しました。結果、排便頻度が低い者では有意な循環器系疾患死亡リスクの増加を認めました。この関連は脳卒中死亡で同様に見られましたが、虚血性心疾患死亡では有意な関連が認められませんでした。

サルコペニアやフレイルとの関連性

健康長寿に向けた対策として、サルコペニアやフレイルの予防が重要になってきています。

サルコペニアとは、加齢による筋肉量の減少および筋力の低下のことで、フレイルとは加齢により心身が老い衰えた状態のことです。**このサルコペニアやフレイルと慢性便秘に密接な関連があることもわかってきています。**

上海の病院の入院患者587人のフレイルの程度と便秘症の間には正の相関が報告されています（文献90）。また、日本人健常者620人（60～80歳）に対する横断調査の結果でも、非フレイル群に比較してフレイル群では明らかに便秘症が高頻度でした（文献91）。順天堂大学の浅岡大介先生のグループは病院通院患者を対象にして横断研究を実施し、非サルコペニア群に比較してサルコペニア群で便秘症が有意に頻度が高いことも明らかにしました（文献92）。海外のデータもサルコペニアやフレイルと慢性便秘症との関連が指摘されています。

たかが便秘と考えて、安易に判断せず、最近では新しい便秘症治療薬もたくさん開発されていますので、一度医師に相談してみてください。

慢性便秘症の原因についても腸内環境が関連していることが明らかになっています。腸内細菌のディスバイオーシスにより、**短鎖脂肪酸、特に酪酸が減少していること、大腸内の二次胆汁酸が欠乏していることが、大腸通過時間が遅延した型の便秘症の原因のようです**（文献93）。

さらに、腸内細菌のディスバイオーシスには、動物性高脂肪食の増加、食物繊維の摂取不足、体内時計の異常、さまざまな薬剤などが関わっていることもわかってきています。

特に、子どもの便秘症は増加傾向であり、腸内環境を意識した対策が必要です。小学生の20%程度が便秘との報告もあり、食生活を含めたライフスタイル改善に取り組む必要がありそうです。

まとめ

便秘だからといって軽くみない

便秘とパーキンソン病の密接な関係

便秘は脳にも影響します。便秘の人を15年間追跡した研究では、毎年、直線的にパーキンソン病が増加することが報告されています。

パーキンソン病は神経の難病ともされていますが、典型的症状（手の震えなど）の出現の10年以上前から便秘や自律神経障害が出現する症例があることが知られています。また、パーキンソン病では便秘症状が神経症状の発症に先行し、非運動症状のなかでも便秘はもっとも高頻度とされています（文献94）。

前向きコホート研究としては、3万3901名の一般男性と9万3767名の一般女性を6年間経過観察し、男性156名、女性402名でパーキンソン病が発症しています。便秘があった人の6年間のパーキンソン病発症リスクは男性で4・98、女性で2・15と計算されています（文献95）。

パーキンソン病は、ニューロンに凝集したαシヌクレイン蛋白が増加することが特徴ですが、同じように消化管の壁内神経にも陽性像が観察されます。パーキンソン病の患者の中には脳神経が最初に変性するタイプ（脳ファースト）と腸管神経が最初に変性するタイプ（腸ファースト）の2つがあることも提唱されています。

パーキンソン病で減少する腸内細菌叢

名古屋大学の西脇寛博士らは、世界5カ国のパーキンソン病患者の腸内細菌を解析し、健常者に比較してパーキンソン病で減少する腸内細菌叢を特徴を明らかにしました。その報告によると、パーキンソン病において世界5カ国で共通して、**ムチン分解菌であるアッカーマンシア属が増加し、短鎖脂肪酸の産生菌であるロゼブリア属とフィーカリバクテリウム属が減少していることを明らかにしました**（文献97）。

その後、同グループは、パーキンソン病１６５人を2年間追跡し、腸内細菌叢による臨床症状の進行を予測するモデルを作成し、2年後の症状の進行を79・2％と高確率で予測できることを明らかにしました（文献96、97）。検討の結果、Hoehn-Yahr の重症度分類Ⅰ期の早期パーキンソン病患者において、臨床症状による予測モデルの受信者動作特性（ＲＯＣ）曲線下の面積（ＡＵＣ）が０・５４９だったのに対し、腸内細菌叢による予測モデルでは０・７９９であり、腸内細菌叢は2年後のパーキンソン症状進行を79・2％の精度で予測可能としている。ただし、腸内細菌叢による予測モデルの精度はパーキンソン病の重症化とともに低下することも示されている。属レベルでの菌種の検討ではフシカテニバクター属、フィーカリバクテリウム属、ブラウチア属の減少による短鎖脂肪酸の減少がパーキンソン病の進行に関連する可能性が示されたわけです。

こういった成績は、**短鎖脂肪酸の減少が中枢神経の炎症を引き起こし、パーキンソン病の要因とされるαシヌクレインの異常凝集につながる可能性を示しています。**プレバイオティクスやプロバイオティクスなどによる腸内細菌叢の正常化、不足する腸内代謝産物の補充によりパーキンソン病の進行を抑制ができる可能性があり、今後の研究が待ち遠しい分野です。

まとめ

便秘はパーキンソン病と関係がある

過敏性腸症候群は、脳と腸の関係不全が原因

脳と腸を直接つなぐ神経の一つに副交感神経系の迷走神経があります。この迷走神経は感覚神経でもあり、運動神経でもあります。

迷走神経は延髄から出ていて、嚥下運動や声帯の運動、耳介後方の感覚などに関係しています。さらに、多数枝分かれしながら複雑な経路をとり、胸腔内から腹腔内にまで広く分布しています。迷走神経の９割は、下から上へ、胃腸のシグナルを脳に送る働きをしています。空腹状態や炎症といった各器官で知覚される情報は、上行性の迷走神経を介して脳に伝達されます。迷走神経はメンタルヘルスとの密接な関係性が明らかにされており、迷走神経の活動を整えることで、精神疾患症状が改善されることが示されています。

また、**腸と脳の関係が損なわれると発症しやすく、単純な方法ではなかなか改善させられない病気の一つに過敏性腸症候群があります。**内視鏡検査や臨床検査では消化管の異常は認められないのに、社会的なストレスが強く影響して発症・悪化します。緊張やストレスを感じるとお腹が痛くなったり、便秘や下痢、腹部不快感を繰り返したりして、生活の質（ＱＯＬ）を著

しく低下させる病気です。

過敏性腸症候群は先進国に多く、日本では約10人に1人が苦しんでいます。東北大学の福士審博士は過敏性腸症候群に関する世界的リーダーの一人ですが、過敏性腸症候群の患者のストレスに関して調査した結果、健常者と比較してうつや不安症状になりやすいと報告しています。

過敏性腸症候群の患者は、失敗しても同じ考え方に固執しやすい傾向にあり、さらに自閉スペクトラム症にも共通する性格の失感情症であることが多いとしています。失感情症は心身症の分野の先生にはよく知られていますが、自分の感情をうまく言葉で表現できないために、他人の感情を読み取るのが難しく、ストレスを感じやすくなってしまうとされています。

新型コロナウイルス感染症の行動制限と腸

新型コロナウイルス感染症（COVID－19）の拡大により、多くの人が行動を制限されたりしてストレス負荷の大きい時間を過ごすことになりました。

パンデミックのストレスにおいて機能性消化管疾患の患者の症状の変化が調査されています（文献98）。合計5157人の被験者が最終的に登録され、機能性ディスペプシアは8・5％、過敏性腸症候群は16・6％、両者の重複は4・0％でした。COVID－19パンデミックの間、回答者の11・9%が悪化を報告し、2・8%が胃腸症状の改善を報告しました。

つまり、この結果から得られたことは、両者の重複、精神疾患の併存、および職場や学校でのストレスは、症状の悪化と有意に関連している結果となりました。

まとめ

ストレスは腸内環境の悪化と関連する

過敏性腸症候群の腸内細菌叢の特徴は？

過敏性腸症候群（ＩＢＳ）における糞便中腸内細菌叢を16ＳｒＲＮＡシーケンスにより解析し、健常人との比較、下痢型ＩＢＳ、便秘型ＩＢＳの特徴など20編程度の報告があります。最近、それらのメタ解析も報告されています（文献99、１００）。Pittayanon ら（文献99）のメタ解析では、健常人に比較して、ＩＢＳ群ではエンテロバクテリウム科、ラクトバチラス科、バクテロイデス属が増加し、フィーカリバクテリウム、ビフィドバクテリウム属が減少する結果でした。Wang ら（文献１００）のメタ解析では、さらにビフィドバクテリウム属がＩＢＳ群で低下し、興味深いことに便秘型ＩＢＳでも、下痢型ＩＢＳでも低下するという解析結果でした。

欧米人に比較して、ビフィドバクテリウム属が10～20％の占有率である日本人にも同様のことが当てはまるかについてはもう少し情報が必要です。Tana ら（文献１０１）が報告した日本人ＩＢＳのデータも、フィーガリバクテリウム属、ビフィドバクテリウム属の有意な変化は認められず、ベイロネラ属、ラクトバチラス属が増加していました。

ＩＢＳにおける腸内細菌叢の変化の意義を考えた場合、その腸内細菌代謝物解析が極めて重要です。Pozuelo ら（文献１０２）の検討では、便秘型ＩＢＳと下痢型ＩＢＳの両者ともに酪酸産生とメタン産生が有意に低下しているとし、メタン産生の低下は、基質である水素の増加、水素による腹部膨満を生じる可能性を指摘しました。Tana ら（文献１０１）の結果では、逆に酢酸やプロピオン酸といった短鎖脂肪酸が増加しており、代謝物解析の結果も日本人は欧米と少し異なった成績です。ＩＢＳにおける短鎖脂肪酸の役割に関しては少し情報も不足しています。消化管における短鎖脂肪酸受容体の発現も関与する可能性があり、今後の検討が必要です。

糞便細菌叢と粘膜関連細菌叢（ＭＡＭ）との比較も実施されています（文献１０３）。ＩＢＳ症例で糞便細菌叢とＭＡＭを比較すると、門レベルではＭＡＭではバクテロイデス門が増加し、アクチノバクテリア門、ファーミキューテス門、プロテオバクテリア門が減少することが示されています。Shannon index の比較では、ＭＡＭに比較して糞便細菌叢の多様性が低い結果で、特にＩＢＳ群の多様性が低値でした。ＭＡＭに関する解析は、まだまだ不十分で、日本人の情報は少ないのが現状です。

最近、川崎医科大学の塩谷昭子博士らのグループは、ＩＢＳにおける便秘型と下痢型のＭＡＭの比較を解析しています（文献１０４）。ＩＢＳ患者（17人の下痢型患者と7人の便秘型患者）と10人の健常対照者の末端回腸とS状結腸から内視鏡ブラシサンプルを採取し、ＭＡＭを解析しました。その結果、ルミノコッカス属、アッカーマンシア属、ブチリビブリオ属、メチロバクテリウム属、マイクロバクテリウム属、およびエリシペロトリケ科が便秘型群で有意に高く、ストレプトコッカス属、アシダミノコッカス属、ブチリシコッカス属、およびパルビモナスは下痢型群で有意に高いことを報告しています。さらに、下痢型群では腸内細菌の遺伝子群が分泌型システムやリポポリサッカライド合成系に関与することを明らかにしています。

ＩＢＳにおける腸内細菌叢の全容は明らかになっていませんが、後述する**プロバイオティクスが有用な症例があり、さらに糞便移植療法の比較的良好な結果も報告されてきています。**また、腸内細菌叢解析手法も進歩して来ていますので、もう少し研究を進める必要があります。

まとめ

過敏性腸症候群は腸内細菌叢の多様性が少ない

誤った脳プログラムが引き起こす過敏性腸症候群

過敏性腸症候群（ＩＢＳ）では、心身のストレスに対して腸管運動や内臓知覚が過剰に反応することが知られています。

実は、この反応には幼少時に受けたストレスにより、誤った脳のプログラムが形成されたものだと考えられるようになっています。例えば親による虐待を含め、幼少時のストレス体験は子供の脳に永続的な影響を及ぼすことが最近の研究でわかってきました。これは必ずしも生まれてから受けたストレスだけでなく、母親の子宮内にいるときに、母親が受けたストレスも影響するようです。

幼児期の deprivation はその後の環境の強化にもかかわらず、成人の脳構造の変化と関連し、神経発達障害や精神障害の発生率が高いとされています（文献１０５）。Deprivation という英語の訳は難しいのですが、本来受けるべき教育の権利剥奪でしょうか。

どうやら標的となる分子の発現に関わるＤＡＮのメチル化による「遺伝子スイッチ」といった現象が深く関与するようです。酸感受性イオンチャネル（Asic1）、コルチコトロピン遊離ホルモン（ＣＲＨ）、セロトニントランスポーター（５－ＨＴＴ）などの「遺伝子スイッチ」研究が進んでいます。腸内細菌叢のディスバイオーシスがこの「遺伝子スイッチ」にどのように影響するかを解明することは重要ではないかと考えます。

母親と離れるストレスを加えると

ＩＢＳの病態で比較的よく観察される内臓過敏、腸管粘膜透過性亢進、腸内細菌異常（ディスバイオーシス）はマウスやラットの母子分離ストレスにより実験的に誘導することができます。私たちは、ラットを用いた母子分離モデルを用いて腸内細菌叢の関与についての研究を進めています（文献１０６）。母子分離ストレスは、新生児ラットを生後２日目から生後14日まで毎日３時間、母親から分離することにより負荷しました。その後、８週齢で、副腎皮質刺激ホルモン放出ホルモン（ＣＲＨ、10μg）を静脈内投与することにより、腸管の運動性を評価しました。

母と子を分離させたストレスラットはＣＲＨに強く反応し、腸管運動が亢進する結果となり、ラクトバチラス属の占有率が減少し、クロストリジウム群XI属の占有率の増加を特徴とする腸内細菌叢の変化も観察されました。

母子分離ストレスモデルを利用した研究により、ＩＢＳの病態解明につながるような重要な知見も集まってきています。とくに、セロトニン合成・分泌細胞である腸クロム親和性細胞（ＥＣ）の役割が注目されています（文献１０７）。ＥＣ細胞が分泌するセロトニンは腸管の運動性、粘液や水分分泌、炎症応答、内蔵知覚に重要な役割を果たしています。

さらに、ＥＣ細胞は短鎖脂肪酸、胆汁酸、セロトニンなどの管腔内の環境を受容体で感知し、求心性迷走神経、求心性脊髄神経を介して脳に信号を送信することができます。ＥＣ細胞は腸脳相関における主要な役割をする細胞とも言えます。

母子分離ストレスモデルにおいては、ＥＣ細胞への分化を誘導し、ＥＣ細胞の過形成、セロトニン合成の増加、内蔵知覚過敏を引き起こすことも見いだされました。セロトニン受容体をもつ腸内細菌もいるために、母子分離ストレスモデルにおける腸内細菌叢に異常が生じるのもうなずけます。母子分離ストレスモデルはＩＢＳの薬効評価モデルとしても有用であり、ビフィズス菌（文献１０８）や抗酸化カロテノイドであるアスタキサンチン（文献１０９）などの有効性も報告されています。

まとめ

子どもの頃に受けたストレスが過敏性腸症候群を生む

過敏性腸症候群には腸内ウイルスも影響する

ヒトの腸内には細菌数以上のウイルスの一種ファージがいます。ゲノム解析手法の進歩とともに新種のファージや抗菌物質が続々と発見されています。

大阪市立大学大学院医学研究科ゲノム免疫学の植松智博士のグループは、腸内ウイルスゲノムの解析パイプラインを独自に作成することで、**これまで解析が困難であったウイルスゲノムの詳細な分類が可能となり、日本人健常者の腸内ウイルス叢の全容を明らかにしました。**腸内細菌の大半を占める腸内ファージゲノムと腸内細菌ゲノムを組み合わせて解析することで、腸内ファージの宿主が特定でき、その情報を基に難病を引き起こす腸内常在細菌の一つであるクロストリジウム・ディフィシル菌に対するファージ由来の新しい抗菌物質を複数同定しました（文献110）。

世界28カ国から集められた2万8000人分の腸内マイクロバイオームに関するメタゲノムと腸内細菌を培養した2900の参照ゲノムを基に分析が行われました（文献111）。存在するウイルスを調べたところ、驚いたことに、発見された14万種のウイルスのうち、半数以上が未確認の新種だったとのことです。分析の結果、**ヒトの腸内には14万２８０９種のウイルスが存在し、細菌や古細菌に感染するバクテリオファージから構成されていることが判明しました。**

腸内に存在するバクテリオファージや細菌は、ヒトの腸の健康に大きな影響を与えているとみられています。

アメリカのメイヨー・クリニックなどの研究チームは、腸内細菌叢だけでなく**腸内ウイルス（ファージ）も過敏性腸症候群に影響を及ぼしている**との論文を発表しました（文献１１２）。今回の研究では、過敏性腸症候群の患者や健康な被験者から約６カ月間にわたって縦断的にサンプルを採取し、この中のウイルス粒子を濃縮してＲＮＡゲノムをＤＡＮに変換してからウイルス叢の分析を行っています。

研究チームは、ゲノム情報から本体を構成する分子を解析するオミクス解析を複数組み合わせたマルチオミクス解析の結果や、被験者の臨床および食事データなどを組み合わせ、腸内ウイルス叢が被験者の健康にどのような影響を及ぼすのかを調べました。分析の結果、研究チームは被験者の腸内ウイルス叢が６カ月間にわたって比較的安定していることを発見したほか、腸内ウイルス叢が腸内の免疫機能に関する遺伝子発現に影響を及ぼしていることを突き止めました。

さらに、**バクテリオファージと腸内細菌の組成および機能に相関関係があり、過敏性腸症候群の一部の解析データに特有のバクテリオファージの変化があることも確認されています。**健康にいい微生物を与えるプロバイオティクスによる治療の効果は、患者の腸内に細菌を殺すバクテリオファージがいるかどうかに左右される可能性があります。そのため、一部の患者では腸内に存在するバクテリオファージの種類に応じて、プロバイオティクス療法で用いる微生物を調整する必要があるかもしれないとのことです。

プロバイオティクスの臨床応用においても重要な示唆があります。また、その臨床試験においても海外と戦うためには、相当な研究費用が必要な時代になってきたのかもしれません。

まとめ

腸内ウイルスも過敏性腸症候群に影響する

胃もたれに影響する腸内細菌がある

胃もたれ症状（ディスペプシアと呼ばれています）で受診される患者さんは高頻度ですが、内視鏡検査などで調べても胃がんや胃潰瘍などのはっきりとわかる病気が見つからない場合が少なくありません。このような患者さんでは、胃の消化作用や収縮運動、さらに痛みの感じ方など、胃の機能が悪くなったことが症状の原因ではないか、との考えから「機能性ディスペプシア」（functional dyspepsia の頭文字をとって「ＦＤ」といいます）という病名が生まれました。すなわちＦＤとは、「症状の原因となる明らかな異常がないのに、慢性的にみぞおちの痛み（心窩部痛）や胃もたれなどのディスペプシア症状を呈する病気」を指します。

胃ではなく、腸に原因があるのか？

ＦＤの病態形成にはストレスに対する脳腸相関を介した消化管粘膜の過剰・異常応答が指摘されていますが、近年、**胃ではなく、十二指腸粘膜のバリア機能異常や免疫異常の関与が強く示唆されています。**症状の原因が十二指腸にあるのではないかと考えられているのです。そこで、ＦＤ患者の十二指腸粘膜関連細菌叢（ＭＡＭ）解析を実施しました（文献113）。ヘリコバクター・ピロリ菌未感染のＦＤ成人患者11例ならびに健常成人９例を対象に、唾液、ならびに、上部内視鏡検査下に食道・胃・十二指腸の粘膜擦過液を採取用ブラシを用いて採取しました。そして、MAMに対する16SrRNAV3－V4シーケンス解析を実施し、FD患者の症状スコアを出雲スケールと改定Fスケールを用いてFD症状とMAMとの関係性を評価しました。

結果、門レベルの比較においてFD患者では健常人と比較し、口腔内から十二指腸粘膜いずれにおいてもファーミキューテス門の占有率が有意に高値でした。さらに属レベルの検討でもFD患者では健常人と比較し、口腔内から十二指腸粘膜いずれにおいてもレンサ球菌ストレプトコッカス属が有意に高値でした。改定Fスケール、出雲スケールを用いたFD症状スコアと十二指腸粘膜内ストレプトコッカスには一定の相関が認められ、ストレプトコッカス属は、食後膨満感や食後心窩部痛といったFD症状の増悪に関与している可能性が示唆されました。十二指腸のMAMとして検出されるストレプトコッカス属は各個人の占有率から考慮すると、口腔内細菌である可能性が高く、FD患者の口腔内細菌解析が今後の重要なテーマと考えています。

FD患者の十二指腸ではディスバイオーシスが生じているだけでなく、**バリア機能障害、粘膜透過性亢進、組織学的な微小炎症が生じていることが報告されています。**FDの病態においては心理的ストレスの関与があり、十二指腸の局所的に作用する視床下部－下垂体－副腎（HPA）軸ホルモンは、消化管運動性とバリア機能障害に関与しています。最近の報告で、FD患者の十二指腸の局所のストレス応答の異常が明らかにされています（文献114）。結果、FD患者は、健常人と比較して十二指腸副腎皮質刺激ホルモン放出ホルモン（CRH）受容体2の減少を示し、十二指腸HPAシグナル伝達の調節不全が生じていました。CRH受容体2の喪失は、杯細胞の恒常性を維持するために重要なプロセスであるNLRP6発現およびオートファジー機能の低下と相関していました。

十二指腸における杯細胞の機能が低下し、粘液分泌が低下することが、FDの症状の発現に関与することを示しています。

まとめ

胃もたれは十二指腸に問題がある可能性

炎症性腸疾患が脳に影響を与える

腸脳相関の分子機構が明らかになると、代表的な腸の慢性炎症性疾患である潰瘍性大腸炎やクローン病といった炎症性腸疾患（ＩＢＤ）患者における認知症（文献１１５、１１６）、パーキンソン病（文献１１６）、ストレス、不眠（文献１１７）などの関与を示す結果が増えてきています（文献１１６）。

炎症性腸疾患では腸内細菌のディスバイオーシスが生じていますが、１９７７〜２０１４年にデンマークで診断された15歳以上の全炎症性腸疾患７万６４７７例と性別、年齢などをマッチさせた非炎症性腸疾患７５４万８２５９例を対象に、National Patient Registerのデータを用いてＩＢＤとパーキンソン病、多系統萎縮症との関係が検討されました（文献１１８）。結果、炎症性腸疾患はパーキンソン病のリスクとされままました。

ＩＢＤ患者では、ＩＢＤのない人と比べて認知症発症リスクが約2・5倍で、認知症と診断される平均年齢は7歳若いことが台湾の住民コホート研究で示されました（文献１１５）。

Zhang氏らは、１９９８〜２０１１年の台湾の医療保険請求データベースNational Health Insurance Research Databaseに登録された45歳以上のＩＢＤ患者１７４２例を抽出。対象と性別、医療アクセス、収入、認知症に関連する併存疾患をマッチさせたＩＢＤのない対照１万７

420例を選出してＩＢＤと認知症の関連を検討しました。

最長16年の追跡期間における認知症の発症率は、対照群の1・4％に対してＩＢＤ患者群では5・5％と有意に高く、交絡因子を調整後の認知症発症リスクが2・54倍となりました〔ハザード比（ＨＲ）2・54、95％信頼区間：1・91〜3・37〕。認知症診断時の平均年齢は対照群の83・45歳に対し、ＩＢＤ患者群では76・24歳と若い結果でした。

認知症の病型別のサブグループ解析では、対照群に対するＩＢＤ患者群のリスク上昇度が最も高いのはアルツハイマー型認知症で、認知症リスクの上昇度に性差やクローン病と潰瘍性大腸炎との差は認められませんでした。腸脳相関がＩＢＤ患者における認知症発症の要因である可能性を示唆するものです。ＩＢＤに関連する腸管上皮バリアの破綻と腸内細菌叢の乱れにより、腸内細菌由来の神経毒性を有する代謝産物の中枢神経系への影響が考えられます。

炎症性腸疾患と睡眠の質

ＩＢＤは慢性再発性疾患であり、生活の質に悪影響を及ぼします。睡眠障害に関する研究も増えています。

ＩＢＤ患者の大規模コホートの睡眠の質を評価して、関連する可能性のある因子を特定する研究が報告されました（文献119）。ＩＢＤ患者を前向きに募集し、ピッツバーグ睡眠質問表、ＩＢＤ質問票、ＩＢＤ‐障害指数質問票、および病院不安およびうつ病スケールを用いて調査が実施されました。

ＩＢＤ患者１６６人の睡眠の質を調査した結果、その67・5％が睡眠障害に苦しんでいることがわかりました。特に、生活の質の低さ、障害の有無、腸管外症状が、睡眠障害の独立した危険因子として確認されました。すべてのうつ病患者も睡眠障害の影響を受けていましたが、不安状態のある患者とない状態の患者の間で睡眠障害に差は見られませんでした。ただし、不安とうつ病のスコアとＰＳＱＩスコアの間に正の相関が報告されました（スピアマンの相関：ｒ＝０・31およびｒ＝０・38）。

この研究では、睡眠の質は活動的または非活動的なＩＢＤ状態や進行中の治療に直接関連しないことが示されましたが、これらは、ほとんどの場合、患者の気分障害および生活の質と相関しています。より良いＩＢＤ管理のためには、消化器科医と心理学者の協力関係が必要と考えます。

まとめ

腸内の炎症が生活の質を落とす

迷走神経が腸の制御性T細胞を調節

腸内細菌叢の代謝物である酪酸は、消化管の免疫細胞である制御性T細胞を増やすことに一役買っています。

最近、慶應義塾大学の寺谷俊昭博士らのグループは、腸の微小環境を感知して、末梢性制御性T（pTreg）細胞の存在や数を調節する中継場所が、肝臓であることを明らかにしました（文献120）。

pTreg細胞の恒常性は、肝臓の迷走神経求心路と腸の抗原提示細胞によるアルデヒドデヒドロゲナーゼの発現に依存し、肝臓のこの迷走神経求心路を選択的に遮断すると、局所でのpTreg細胞の減少が引き起こされて実験的大腸炎が増悪することがわかったのです。

この結果は、腸の炎症性疾患の制御に肝臓－脳－腸神経相関が関与していることを示唆しています。

そこで研究グループは、腸管のpTreg分化・維持に極めて重要とされる抗原提示細胞（APC）が腸管の粘膜固有層内に存在する神経と密接な位置に存在することを見出しました。さらに、腸管ＡＰＣは、脾臓のＡＰＣと異なる神経伝達物質受容体の遺伝子発現パターンを示し、特にムスカリン型アセチルコリン受容体サブタイプ１（mAChR1）が強く発現していました。腸管のＡＰＣを培養皿上でムスカリンを用いて刺激すると、pTregの分化・誘導に関わる遺伝子（レチノイン酸代謝遺伝子）の発現が亢進しました。

そこで、**マウスの迷走神経本幹を外科的に遮断したところ、腸管内のpTregが著しく減少し、さらに腸炎モデルマウスでは迷走神経切断により病態が増悪することを確認しました。**マウスに大腸炎を発症させた際に活性化する神経を解析したところ、末梢臓器から脳への迷走神経入力系を構成する肝臓内迷走神経、節状神経節、延髄孤束核が活性化していることを見出しました。さらに、細かく分岐している迷走神経をそれぞれ外科的もしくは薬剤を用いて遮断したところ、左迷走神経を構成する迷走神経肝臓枝求心路（肝臓から脳へ情報伝達する感覚神経）が、脳幹の左延髄孤束核に刺激を伝え、左迷走神経背側運動核・左迷走神経遠心路（脳から腸へ刺激を伝える副交感神経）を介する神経反射によって、腸管のＡＰＣを活性化する、という「腸→肝臓→脳→腸相関による迷走神経反射」が、腸管pTregの分化・維持に最も重要であることが明らかにされました。

また、pTregの産生時に重要な腸内細菌を抗生剤で除菌したマウスにおいては、迷走神経肝臓枝の遮断による腸管pTreg減少作用は減弱していました。腸内細菌関連因子に不応答とされるMyd88欠損マウスにおいては、迷走神経肝臓枝の遮断による腸炎病態の増悪作用は確認されませんでした。これらの結果は、迷走神経肝臓枝による腸管 pTreg 維持において腸内細菌の存在が重要であることを示しています。

腸管から流れ出る血液は、ほとんどが門脈という太い血管に合流して、肝臓に流れ込みます。現在、脳腸相関というドグマ仮説が注目されていますが、**本研究はこれとは異なり、膨大な腸管情報が、一旦肝臓に集積・統合され、肝臓から自律神経系を介して脳・全身へ連関していることを証明しました。**肝臓はヒト腸管内の情報の平均値を正確に集積・統合し、誤作動なく脳へ伝えるインフォメーションセンターとして機能し、腸管免疫が過剰に活性化しないように、**腸管の状況に合った適切な指令を脳から腸へフィードバック伝達する機構が存在するようです。**

まとめ

腸の免疫が暴走しないように迷走神経が制御している

ピロリ菌感染がうつ、不安を引き起こす

ヘリコバクター・ピロリ菌は胃潰瘍、胃がんの原因であり、わが国では既に除菌療法が保険認可されて10年以上が経過しています。しかしながら、ピロリ菌感染による不安行動に及ぼす影響については、多くは未解決です。

ピロリ菌の病原性については、細胞に空砲変性を引き起こす空砲化毒素VacAとCagA遺伝子群にコードされるタンパク質（CagPAI）の果たす役割は極めて大きいことが解明されています。

これらのタンパク質が、脳の視床下部神経活動に影響を与え、結果的に摂食、不安行動に関与することがわかり注目されています。

ただし、実際に、胃内腔で産生されたVacA蛋白質が脳内に至る機構は明らかになっていませんが、CagA蛋白質はエクソソーム（細胞から分泌される物質のこと）として血液を通して全身に運ばれることがわかっており（文献121）、VacAについても同様の仕組みが備わっていると考えられています。

第6章

脳と腸のパフォーマンスを上げるための食事

腸内環境を良好にするプレバイオティクスとは

これまで紹介したように、腸内環境を普段からいかに整えるかということが私たちの体をコントロールしている腸や脳を健康に保つことができる秘訣《ひけつ》となります。そこで、重要になるのがプレバイオティクスです。**これは宿主に有利な影響を与え、宿主の健康を改善する難消化性食品成分のことをいいます。**これは、ギブソン博士とロベールフロイド博士によって1994年に提唱されました。

プレバイオテクスとなる条件は次の4つです。

❶消化管の上部で分解・吸収されない
❷大腸に共生する有益な細菌の選択的な栄養源となり、それらの増殖を促進する
❸大腸の腸内細菌叢構成を健康的なバランスに改善し維持する
❹人の健康の増進維持に役立つ

の条件を満たす食品成分を指しています。

具体的には、プレバイオティクスの摂取により、乳酸菌・ビフィズス菌などの善玉菌の増殖が促進されることを示しています。代表的なプレバイオティクスは、難消化性オリゴ糖と一部の食物繊維です。オリゴ糖には多種類あり、フラクトオリゴ糖、乳糖果糖オリゴ糖、大豆オリゴ糖、ガラクトオリゴ糖などが広く利用されています。

さて、ここでは認知症とプレバイオティクスの最新研究についてお話しします。認知機能の低下は世界的な健康問題です。日本でも、米国でも、ほとんどの中高齢者は推奨される毎日の繊維摂取量を満たしていませんが、これまでの疫学研究では、食物繊維の摂取が認知症予防に有用である可能性が示唆されています。

２０２２年、米国におけるコホート研究で食物繊維摂取量と認知発症とのリスクが調査されました（文献１２２）。研究は、２０１１年から２０１４年までの米国国民健康栄養調査（ＮＨＡＮＥＳ）のデータを分析し、60歳以上の１０７０人の高齢者の研究コホートを使用しました。認知機能は、アルツハイマー病のレジストリを確立するコンソーシアム（ＣＥＲＡＤ）の単語学習テスト（ＷＬＴ）、単語想起テスト（ＷＲＴ）、およびそれらの侵入単語数テスト（ＷＬＴ-ＩＣおよびＷＲＴ－ＩＣ）、動物流暢性テスト（ＡＦＴ）および数字記号置換テスト（ＤＳＳＴ）を使用して評価されました。参加者の平均年齢は69・２歳で、主に大卒以上の社会経済的地位が中程度の非ヒスパニック系白人でした。

結果、**平均食物繊維摂取量は17・3g／日でした。**分析では、食物繊維の摂取量がDSSTと正の相関があることが示されました（p＝0・031）。WLT、WRT、WLT－IC、WRT－IC、およびAFTスコアとの関連は観察されませんでした。DSSTスコアのプラトーは、34g／日の食物繊維摂取量で明らかになり、**食物繊維の摂取量が多いほど、60歳以上の高齢者の認知機能の特定の要素が改善されると考えられました。**

以上の結果は、推奨される食物繊維摂取量を目標とする公衆衛生的な介入は、リスクの高い高齢者グループの認知機能低下と闘うための有望な戦略を提供する可能性があります。しかし、食物繊維の摂取が腸脳相関を介するかどうかについては、腸脳相関の関与を示す適切なバイオマーカーの同定、定量が必要です。

野菜と果物の摂取は認知症リスクを減らすことができるか

西洋のいくつかの前向き研究では、野菜と果物の摂取量と認知症リスクとの逆相関が報告されています。ただし、アジア人における疫学的証拠は限られていますが、日本における最も長期に実施されているコホート研究である久山町研究からも認知症に関する情報が発信されています。

それによると、認知症の病型別にみると、血管性認知症の粗有病率は１９８５年２・４％、１９９２年１・９％、１９９８年１・７％、２００５年３・３％、２０１２年３・０％と明らかな時代的変化は認められていません。一方、アルツハイマー病の有病率はそれぞれ１・４％、１・８％、３・４％、６・１％、12・３％となり、この間約９倍と有意に増加していました。これらの傾向は性・年齢調整しても変わりはなく、認知症、特にアルツハイマー病の有病率が人口の高齢化を超えて上昇していると考えられます。

最近、久山町研究の対象者の野菜、果物、およびそれらの栄養素の摂取と、認知症およびそのサブタイプの発症リスクとの関連性が調査されました（文献１２３）。対象は、研究開始時に認知症のない60歳以上の合計１０７１人の参加者（男性４５２人、女性６１９人）で、前向きに24年間追跡調査されました。野菜、果物、および栄養素の摂取量は、70項目の半定量的な食物頻度アンケートを使用して評価され、性別ごとに四分位数で分けられました。

結果の尺度は、認知症とそのサブタイプ、すなわちアルツハイマー病と血管性認知症の発症でした。長期追跡期間中、４６４人の被験者が認知症を発症し、そのうち２８６人がアルツハイマー病で、１４４人が血管性認知症でした。交絡因子を調整した後、**野菜の摂取量が多いほ**

ど、認知症およびアルツハイマー病の発症リスクが低下することと関連していましたが、血管性認知症とは関連していませんでした。

野菜の摂取量が最も多い四分位数に区別された被験者は、最も低い四分位数の被験者よりも、認知症とアルツハイマー病のリスクがそれぞれ27％と31％低い結果となりました。さらに、認知症のリスクは、ビタミンA、リボフラビン、ビタミンC、マグネシウム、カルシウム、およびカリウムの摂取量が多いほど有意に減少しました。また、総食物繊維摂取量が多い被験者は、総認知症のリスクも低い傾向にありました。一方、果物の摂取と認知症およびそのサブタイプのリスクとの間に有意な関連はありませんでした。

つまり、**日本人の高齢者では、野菜とその構成栄養素の摂取量が多いほど、認知症のリスクが低いことがわかりました。**野菜が豊富な食事は、アジア人の認知症リスクを軽減するのに有益かもしれません。

まとめ

プレバイオティクスは認知症のリスクを減らす

水溶《すいよう》性食物繊維は認知症リスクを下げる？

疫学的には食物繊維の摂取による認知症予防効果は比較的弱い印象はありますが、腸内細菌の利用率を考慮すると、食物繊維の中でも水溶性食物繊維に注目すべきかも知れません。

筑波大学の研究チームは、中年期に食物繊維を多く摂取することで、高齢期の要介護認知症の発症リスクが低下することを、世界で初めて明らかにしました（文献１２４）。

研究グループは、日本人の健康に関する大規模コホート研究「ＣＩＲＣＳ研究」を実施している秋田・茨城・大阪の３地域の住民で、１９８５～１９９９年のあいだの健診時に実施した栄養調査に参加した40～64歳の 3,739 人を対象に、１９９９～２０２０年までの最長21年間にわたって追跡して調査しました。その間の要介護認知症の発症を登録し、聞き取りにより食事調査も行い、ある１日の食事中に含まれる食物繊維の摂取量と要介護認知症リスクとの関連を分析しました。

その結果、食物繊維の摂取量が上位25％の群は、下位25％の群と比べ、要介護認知症の発症リスクは0・74倍に減少し、統計学的に有意な関連が見られました。これは、食物繊維を多く食べる人は、認知症にかかる確率がおよそ4分の3に減少することを意味しています。

食物繊維を含む食品の多くは、「水溶性《すいよう》」と「不溶性《ふよう》」の両方を含んでいますが、水溶性食物繊維は特に、コンブやワカメなどの海藻類、大豆、大麦、野菜や果物、イモ類、コンニャクなどに含まれています。**研究では、特に水溶性食物繊維を多く摂っている人で、要介護認知症の発症リスクがより低下する傾向が見られます。**

食物繊維の摂取が腸内細菌の構成に影響を与え、神経炎症を改善したり、他の認知症の危険因子を低減することで、認知症の発症リスクを低下させている可能性があると考えられます。

次に、認知症の主なリスク要因を統計学的に調整したうえで、食物繊維摂取量が下位25%の群に対する他の群の要介護認知症リスクを算出しました。さらに、認知症を、脳卒中既往のある認知症と脳卒中既往のない認知症の2つのグループに分けた分析も行っています。

その結果、要介護認知症の発症リスクは、食物繊維摂取量が下位25%の群に比べ、25%〜50%の群では0・83倍（95%信頼区間：0・67〜1・04）に、50%〜75%群では0・81倍（同0・65〜1・02）に、上位25%（第四四分位数）群では0・74倍（同0・57-0・96）に、それぞれ低下していました。

図７

水溶性食物繊維の摂取量が多い群で要介護認知症の発症リスクはより低下

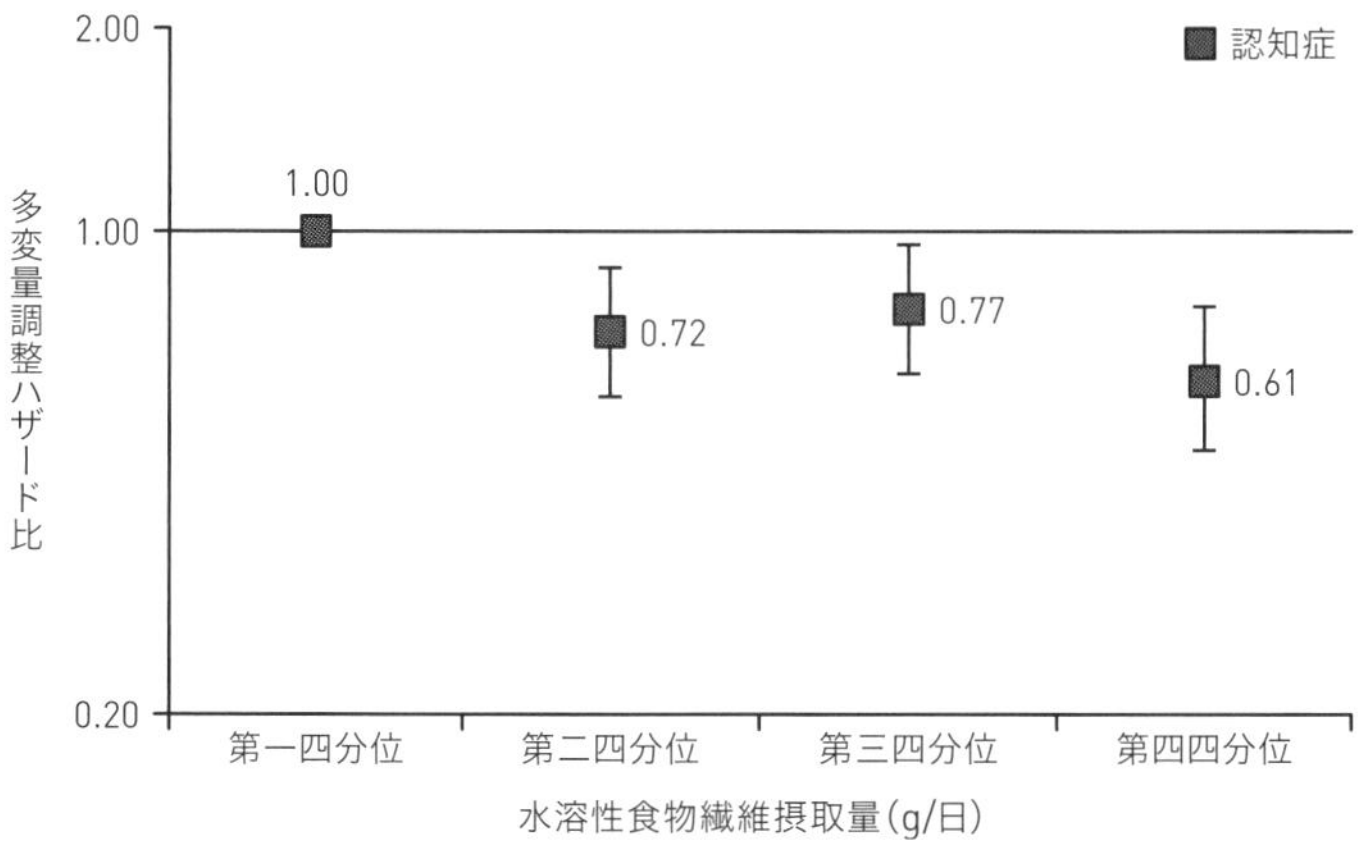

このように、食物繊維の摂取が多いほど、要介護認知症の発症リスクが低下する傾向が示されています（図７）。この関連は、脳卒中の既往をともなわない認知症でのみ見られます。さらに、食物繊維のうち水溶性食物繊維については、要介護認知症の発症リスクは、摂取量が下位25％に比べ、摂取量25％〜50％の群で０・72倍、50％〜75％の群で０・77倍（95％信頼区間：０・62〜０・96）、上位25％の群で０・61倍（95％信頼区間：０・48〜０・79）となり、より強いリスク低下の傾向が見られています。

食材のなかでは、イモ類の摂取量でも同様の関連がみられ、野菜類、果物類ではこのような関連は見られていません。

この研究が意味していることは、**食物繊維、特に水溶性食物繊維の摂取が多いほど、要介護**

認知症の発症リスクが低くなることを、世界で初めて疫学的に示しています。さらに、要介護認知症のなかでも、脳卒中既往をともなわない認知症のみにみられたことより、脳卒中の既往をともなわない認知症の多くはアルツハイマー型認知症と考えられ、食物繊維の摂取が腸内細菌の構成に影響を与え、神経炎症を改善した結果として、認知症の危険因子を低減することで、認知症の発症リスクを低下させていると考えられます。

この研究の結果は極めて重要で、日本人の認知症予防において、多彩な食事からの食物繊維、特に水溶性食物繊維が有効であることを示した初めての報告です。そのメカニズムの詳細は明らかではありませんが、本書でも示されているように水溶性食物繊維摂取による腸内細菌叢と腸内環境の改善、腸管炎症の抑制が、結果的に神経炎症の抑制につながっていると考えられます。

まとめ

コンブやワカメなどの海藻類大麦や納豆など水溶性食物繊維が多い食品の摂取は認知症のリスクを下げる

腸内細菌叢を決めるのは環境要因

腸内細菌叢はさまざまな疾患に関連することが報告されてきましたが、健康あるいは不健康な腸内細菌叢を普遍的に説明できるようなものは見いだされていません。遺伝子、環境要因、食事などの外的要因がどのように腸内細菌叢に影響を与えるかを解明していくことは極めて重要です。

ここではまず、最近報告された、２７５６家族を含む3世代コホートからの８２０８人のオランダ人の腸内細菌叢における細菌組成、機能、抗生物質耐性、病原性因子のプロファイルを紹介します（文献１２５）。さらに、これら腸内細菌叢と、身体的および精神的健康、薬の使用、食事、社会経済的要因、幼少時代および現在のエクスポソームなど、２４１の宿主および環境要因との相関を解析しています。エクスポソームは「人が生涯暴露する環境因子の総体」として定義されています。

この研究により、**腸内細菌叢は主に環境（environment）と共生（cohabitation）によって形作られていることが明らかになりました。**腸内細菌叢と健康との間の関連性を特定することにより、一見無関係な疾患が共通の腸内細菌叢を共有していることがわかります。このことは、次項に筆者らの提唱しているエンテロタイプ5型を紹介しますが、そこでも同様のことがわかってきました。

さらに、腸内細菌叢の機能と食事、社会経済学と幼少期と現在のエクスポソームとの間の７５１９の関連性を特定し、多数の初期および現在のエクスポソーム要因が腸内細菌叢の機能と構成に大きく関連していることが明らかにされました。全体として、この研究は、腸内細菌叢の概要と、腸内細菌叢を標的とした治療法の開発を促進する情報を提供しているものと考えます。

最近、日本においても病院通院患者を対象にした糞便ショットガンメタゲノム解析が実施され、４つのＤ（Disease,Drug,Diet,Daily life）の影響が調査されました（文献１２６）。東京医科大学の永田博士らのグループは、４１９８人を対象に、合計７５９の医薬品がプロファイリングされ、身体測定、ライフスタイル、食事、身体活動、疾患などの他の要因が前向きに収集されました。

結果、**さまざまな治療カテゴリーにわたる多数の薬物が腸内細菌叢に影響を与えることがわかりました。**それらの薬物の70％以上は、これまで評価されていないものでした。複数の薬物（ポリファーマシー）にさらされた個人は、薬物の相加効果により、上部消化管の常在細菌種といくつかの院内病原菌株が有意に存在する特徴的な腸内細菌叢の構造を示しました。さらに、ポリファーマシーは、短鎖脂肪酸代謝の低下や細菌ストレス応答の増加など、微生物の機能とも関連していました。

こういった大規模なメタゲノミクスによる情報は大変貴重であり、ヒトの腸内細菌叢は薬物曝露により広範かつ破壊的に影響されることを意味し、薬物の有効性と毒性における腸内細菌叢の役割をより深く理解する必要があることを示しています。

まとめ

腸内細菌叢は住んでいる環境に左右される

日本人の腸内細菌叢を5つに分ける

腸内細菌叢の個人における腸内細菌叢の特徴を表す指標として**エンテロタイプ（enterotype）が用いられることがあります。**

バクテロイデス属、プレボテラ属、ルミノコックス属のそれぞれが優勢な3つのタイプに分類できるとされていました（文献127）。長期的な食習慣がこれらのエンテロタイプに影響することが示されており、脂肪やタンパク質の摂取はバクテロイデス属が優勢になり、炭水化物の摂取はプレボテラ属が優勢になることが報告されていました（文献128）。

その後、バクテロイデス属はさらに細分化され、4つのタイプに分類されることが報告されました（文献129）。しかしながら、日本人の腸内細菌叢構成は諸外国とは異なる特徴的細菌叢構成を示すことが明らかにされており（文献5）、日本人の腸内細菌叢をこのエンテロタイプに外挿するのは困難であることが知られています。

私たちは日本人の腸内細菌叢を特徴づけるエンテロタイプの解析に着手し、健常人と種々の疾病有病者1803名の糞便検体を用いて腸内細菌叢解析を実施し、そのプロファイル解析を

日本人腸内細菌叢のエンテロタイプ5型分類

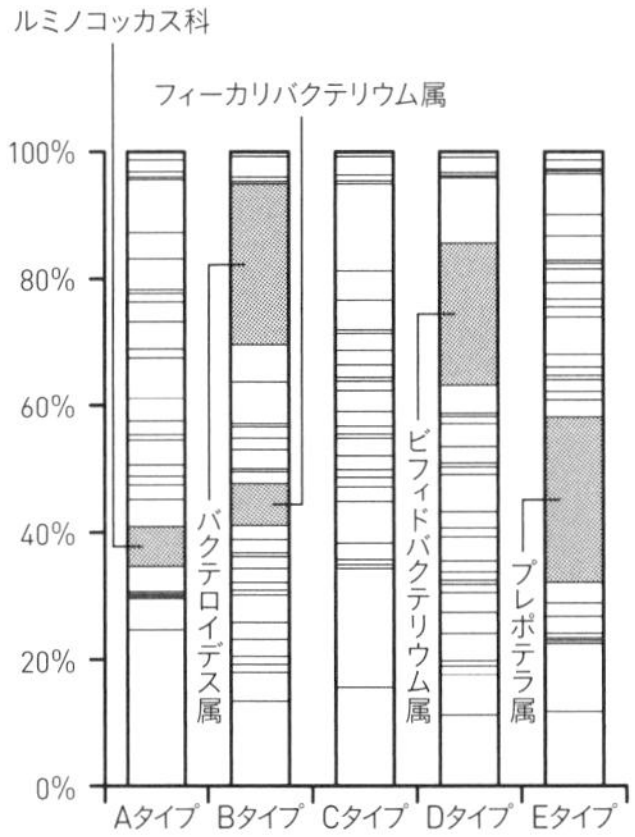

Aタイプ「タンパク脂肪タイプ」
【特徴的な菌】ルミノコッカス科、ストレプトコッカス属が多いタイプ。
【食事傾向】動物性タンパク質、脂質の摂取が多い傾向。

Bタイプ「バランス食タイプ」

【特徴的な菌】バクテロイデス属、フィーカリバクテリウム属が多いタイプ。

【食事傾向】三大栄養素をバランスよく摂取している傾向。


Cタイプ「アンバランス食タイプ」

【特徴的な菌】バクテロイデス属が多く、フィーカリバクテリウム属が少ない。

【食事傾向】炭水化物に偏りがちで、他の栄養素が不足している傾向。


Dタイプ「タンパク・脂肪・糖タイプ」

【特徴的な菌】ビフィドバクテリウム属、ストレプトコッカス属が平均より大幅に多いタイプ。

【食事傾向】タンパク質、脂質、糖質の摂取が多い傾向。


Eタイプ「ヘルシー食タイプ」

【特徴的な菌】プレボテラ属が多いタイプ。

【食事傾向】脂肪の摂取が少なく、栄養素をバランスよく摂取している傾向。


実施しました（文献129）。

その結果、**日本人では5つのエンテロタイプに分類されること、とくに、ビフィドバクテリウム属が優勢なエンテロタイプが日本人に特徴的であること、さらには，それぞれのエンテロタイプが疾患の有病率に関連していることを報告しました。**健常人は主にB型、E型に含まれることが多く、A型、D型ではさまざまな疾患のリスクが高い結果となりました。今後、腸内細菌データを利用しながら栄養指導を実施したり、特定の食あるいは機能性食成分の有効性を評価する場合に有用なエンテロタイプではないかと考えています。

5つのタイプそれぞれは食生活との関連が明らかになりつつあります。

A型はルミノコックス属、ストレプトコッカス属が多いタイプです。このタイプは腸内細菌叢に大きく目立った特徴はありません。食生活では、**高タンパク質と高脂肪食との関連**があります。肉類やラーメンなどを好んで食べるタイプです。疾患のリスク、特に心疾患、高脂血症、糖尿病などメタボリック症候群の高リスクです。

B型は、**低炭水化物、高タンパク質の食事と関連があります。**あまりご飯やパンなどの糖質は取らず、豆類などの植物性タンパク質を摂取するタイプです。バクテロイデス属と、低脂肪食で増加する酪酸産生菌として重要なフィーカリバクテリウム属が多いタイプです。

C型は、B型と同様にバクテロイデス属が多いが、フィーカリバクテリウム属が少ないタイプで、脂肪摂取が少ないと考えられます。また、**エネルギー摂取率からは最も炭水化物に偏っていて、全体的に栄養不足なタイプです。**

D型はビフィドバクテリウム属が平均よりも大幅に多いタイプです。それ以外はA型に類似していて**高脂肪食、高タンパク食と関連しています。**

E型は食物繊維が多い食事と関連があるプレボテラ属が多く、5つのタイプの中で最も**健康**

的なタイプではないかと考えられ、５つの中で最も脂質から得るエネルギーが少ないタイプと考えられます。

まとめ

日本人は欧米人と異なる腸内細菌叢を持っている

やる気や心の安定を生み出す食事

セロトニンは必須アミノ酸であるトリプトファンを材料に作られます。1日の摂取量は体重1kgあたり2mgが目安です。たとえば、体重60kgの方であれば1日に120mgのトリプトファンを目安に摂ってみましょう。

トリプトファンは、セロトニンになり、メラトニンになります。トリプトファンの摂り方には3つのポイントがあります。まず、**朝に摂取することです。**朝食で生体リズムがスタートし、日中にセロトニンが増えるというサイクルを考えるとこのタイミングがベストです。2つ目に、**セロトニンの合成を促すビタミンB_6を一緒に摂ること。**そして最後に、**よく噛むこと。**噛むという行為がセロトニンを増やすことにつながります。

次のトリプトファンの多い食材の一覧を参考にしてください。

主食のベストはそばです。できるだけ、そば粉の割合が多いものがおすすめです。

トリプトファンの多い食品

	100g 当たりの含有量	1食可食部 当たりの含有量
白米	35mg	49mg(140g)
そば	120mg	144mg(120g)
うどん	71mg	99mg(140g)
スパゲティ(乾麺)	140mg	140mg(100g)
大豆	520mg	104mg(20g)
豆乳	53mg	106mg(200g)
納豆	240mg	96mg(40g)
油揚げ	270mg	162mg(60g)
カツオ	300mg	300mg(100g)
マグロ赤身	300mg	300mg(100g)
アジ	230mg	115mg(50g)
ヤリイカ	140mg	140mg(100g)
芝エビ	200mg	100mg(50g)
牛肉	160mg	160mg(100g)
牛レバー	290mg	290mg(100g)
豚ロース	230mg	230mg(100g)
豚レバー	290mg	290mg(100g)
鶏胸肉	220mg	220mg(100g)
鶏レバー	270mg	270mg(100g)
卵	180mg	108mg(60g)
牛乳	41mg	82mg(200g)
ヨーグルト	47mg	47mg(100g)
プロセスチーズ	290mg	104mg(36g)

おすすめ3大食品は、**「大豆、カツオ、ナッツ類」**です。大豆は100gあたり53mgのトリプトファンを含んでいます。大豆だけを毎日食べるのは難しいと感じるかもしれませんが、大豆食品には納豆やしょうゆ、豆腐やみそ、豆乳など多くのものがあります。牛乳の代わりに豆乳を飲んだり、食事に豆腐入りの味噌汁や納豆をたしたりするだけでも簡単にトリプトファンを摂取できるでしょう。

カツオは驚くことに100gあたり310mgものトリプトファンを含んでいます。もともと魚にはトリプトファンが多く含まれているのですが、中でもカツオは群を抜いてトップレベルの含有量です。刺身やたたき、丼やサラダなどさまざまな食べ方があるので普段の食事に取り入れてみてください。私はカツオのタタキが好物で、ニンニク、ショウガ、ネギ、ミョウガなどの薬味野菜をたっぷり入れて食べています。

ナッツ類には100gあたり40mgのトリプトファンが含まれています。ナッツ類だけで1日のトリプトファンを補うのは難しいかもしれませんが、普段のおやつをナッツ類に変えるだけで1日の摂取量を増やすことが可能です。血糖への影響も少なく、栄養価も高いため、小腹がすいたときに最適でしょう。

腸内細菌叢によって効果のある食物繊維が変わる

腸内環境にとって食物繊維の摂取が重要であること皆さんおわかりでしょう。そこでよく聞かれるのが「食物繊維としてはどのようなものが腸によいのですか？」といった質問をよく受けます。しかしながら、なかなか科学的なデータを基に説明することは難しいものです。説明するとしても、水溶性と不溶性の違い、低発酵性と高発酵性の違い、高粘稠性《こうねんちょうせい》と低《てい》粘稠性の違いなどを中心に説明することがこれまででした。

スタンフォード大学のマイケル・Ｐ・スナイダー博士のチームは、一般的に摂取されている食物繊維サプリメントに着目し、それらがコレステロールと血糖値などにどのような影響を及ぼすかを検討しました（文献１３０）。**多くの人が食物繊維摂取推奨量を満たしておらず、サプリメントで補っているが、それが健康の維持・増進に役に立っているのかどうかは、はっきりしていないという結果になりました。**

この研究では、参加者を無作為に、発酵性食物繊維アラビノキシランまたはイヌリンを摂取する2群に分け、それぞれのサプリを最初の1週間は1日10ｇ、翌週は20ｇ、３週目は30ｇ摂取しました。その後、６～８週間の薬物が体内から無くなる期間をおいて、最初に割り付けられたサプリメントとは別のサプリメントを同じように摂取しました。最終的に、両群ともに5種類の食物繊維混合サプリを摂取しました。

研究期間中、参加者は食事内容を記録するとともに、血液、尿、便のサンプルを採取し、便メタゲノミクス、血漿プロテオミクス、メタボロミクス、リピドミクス解析を実施しました。

解析の結果、高用量のアラビノキシランを摂取する条件下では、多くの参加者のLDL（悪玉）コレステロールの低下と胆汁酸の増加が確認されました。このことから、コレステロール低下のメカニズムは、従来から言われていたような、アラビノキシランがコレステロールに結合してその排泄を促すのではなく、胆汁酸の合成促進によることが明らかになりました。一方、血糖値への影響は認められませんでした。また、一部の参加者では、アラビノキシラン摂取後にコレステロールがわずかしか低下しませんでしたが、タンパク質摂取量の違いが関与している可能性があることも解明されました。

一方、イヌリンは大半の人にとってコレステロールを下げるようには機能せず、むしろ炎症が引き起こされ、高用量を摂取した場合には、肝臓のダメージを示すマーカーが上昇しました。また、アラビノキシランと同様に、血糖値への影響は認められませんでした。

まとめ

個々人の腸内細菌叢によって、効果のある食物繊維が異なる

以上の結果は、食物繊維サプリ摂取後の反応が参加者によって異なることを示していて、重要な知見と考えます。ある人には有効なサプリメントが、他の人にも同じように働くとはいえないことを意味しています。将来的には、それぞれの人に合った食物繊維サプリメントが予測できるようになる可能性も指摘されています。私としては、個々人の腸内細菌叢情報が参考になるのではとも考えています。

さまざまな健康促進効果がある食後のコーヒー

近年、多くのメタアナリシス（ある程度似ている研究の複数の結果を統合し、ある要因が特定の疾患と関係するかを解析する統計手法）が、**習慣的なコーヒー摂取に対する肯定的な健康結果を証明しつつあります。**

コーヒーの認識が覚醒作用のある飲料から、通常の摂取量の範囲内で、日常的に摂取された場合の健康促進飲料に変わりつつあります。**健康効果には、２型糖尿病、腎臓結石、パーキンソン病、痛風、肝線維症、非アルコール性脂肪性肝疾患、肝硬変、肝がん、慢性肝疾患などの予防効果が含まれています。**

これらの効果は、考えられる多数の交絡因子を修正した後でも、メタアナリシスの包括的なレビューによる結論であり、ＥＰＩＣ（欧州のがんと栄養に関する前向き調査）の結果でも、コーヒーの摂取量と総死亡率低下との関連が示唆されています（文献１３１）。

コーヒーの健康促進効果は腸内で発生

新潟大学の中村和利博士らのグループは、コーヒー摂取と認知症との関連を調査しています（文献１３２）。40～74歳の日本人１万３７５７人（村上コホート研究参加者）を調査しています。

コーヒー、緑茶、カフェイン（複数飲料由来）の摂取量を自記式質問票の食事・嗜好品項目から算出し、認知症の新規発生情報（8年間の追跡）との関連を調査しました。解析の結果、**コーヒー摂取量が多いほど認知症の発生率は低下し、摂取最大の1日3カップ以上摂取のグループの発生率は飲まないグループの0・53倍と計算されました。この関連性はどの年代でも見られ、女性より男性で顕著のようです。さらに、興味深いことは、緑茶摂取量との相関は弱かったことです。**

コーヒー摂取による健康効果の原因となる分子メカニズムは、まだ十分には解明されていません。しかし、**コーヒーの健康促進効果は腸内で発生する可能性があり、コーヒー摂取による腸内環境を良好にするプレバイオティクス効果は、ヒトとマウスのビフィズス菌の増加、およびラットのバクテロイデス門に対するファーミキューテス門の比率の変化などが、動物と人間で観察されています。**

マウスにコーヒーを投与すると、酢酸、プロピオン酸、酪酸など短鎖脂肪酸濃度が高くなり、コーヒーのプレバイオティクス成分の候補は、可溶性アラビノガラクタンとガラクトマンナン、メラノイジンとポリフェノールとされています（文献１３３、１３４）。

私たちは京丹後長寿コホート研究を実施していますが、65歳以上の318人を対象にしたBDHQ調査と腸内細菌叢の関連では、ビフィドバクテリウム属の占有率は緑茶摂取との関連はなく、コーヒー摂取量と相関を認めました。

Jaquetらは（文献135）、16人の健常人を対象に、一日コーヒー3杯、3週間の介入試験を実施し、ビフィドバクテリウム属が有意に増加することを明らかにしています。コーヒーの成分の中でもクロロゲン酸には強い抗酸化性が知られていますが、ビフィドバクテリウム増殖刺激作用が試験管内でも確認されています（文献136）。

しかし、コーヒーが人の健康によいことが解明されても、コーヒーを作ることが地球温暖化にどのように影響され、どのように影響を与えるかということも重要になっています。

さらには世界の人口が2050年に約100億人にまで増え、現在より30％増加することも食糧生産計画では重要です。

最近では、コーヒー、カシューナッツ、アボカドの3種類の人気食品の栽培環境が今後30年間にどのように変化するかについての論文が発表されています（文献137）。これらの3種類の作物のうち、温暖化によって最も大きな打撃を受けるのはコーヒーです。栽培できる地域が2050年までに全世界で減少すると予想されています。コーヒーの主な産地であるブラジル、ベトナム、インドネシア、コロンビアなどの国での年間平均気温の上昇が主な原因のようです。

お茶もコーヒーも健康長寿に良いとした場合に、地球の健康を考えた場合には、どちらを選ぶことが正しいのでしょうか？　地球の健康を考慮したサイエンスを進める時代になっています。

まとめ

腸内で生まれる健康促進効果がコーヒーにはある

食事の多様性は腸内細菌の多様性につながる

多様な食事を摂れば、多様な腸内細菌が棲息し、腸内環境が良好に保たれる。このように**多様な腸内細菌叢が健康長寿につながる可能性が指摘されています。**これまでの研究では、食事の質の指標（Index of Diet Quality;IDQ）または健康的な食事の指標（Healthy Eating Index-;HEI）が腸内細菌叢の多様性と豊富さと正の関連があることが示されています（文献１３８、１３９）。さらに、食事の多様性の増加は腸内微生物の多様性を改善し、持続的な健康維持、免疫機能の促進、およびその他の有益な健康上の結果を示すとされています。

しかし、食事の多様性と腸内細菌叢の関係はコホート研究においてはほとんど研究されていないため、最近、食事の多様性の指標である食事多様性スコア（Dietary Variety Score;DVS）を使用して、腸内細菌叢と食事の多様性との関係が調査されました（文献１４０）。

１２８人の被験者は、交絡因子を照合した後、ＤＶＳの中央値によって高ＤＶＳグループと低ＤＶＳグループに分けられました。腸内細菌叢は、16ＳｒＲＮＡシーケンスにより決定し、主要な腸内細菌叢とＤＶＳや栄養の質指標（Index of Nutritional Quality; ＩＮＱ）との相関関係によって評価されました。

結果、高ＤＶＳグループではα多様性が高くなり、正の相関が認められました。ＩＮＱにおいても、ビタミンB_6、ビタミンＥ、亜鉛の各ＩＮＱが高い群で、α多様性が高くなりました。ＤＶＳと相関する属の中では、チュリシリバクター、アリスティペス、およびバルネシエラは正の相関がありました。アリスティペス、ロゼブリア、およびバルネシエラの占有率から、食事の種類の状態をもっとも的確に予測できることも分かりました。

以上の結果は、食事の多様性が高いほど、腸内細菌の多様性が高く、潜在的に有益な細菌が多く、潜在的に病原性のある細菌が少ないことと相関することを意味しています。この結果からは、日常生活では、バラエティに富んだ食事が推奨されるべきと考えます。

まとめ

腸内の細菌の多様性を保つには、偏った食事を改善する

自閉スペクトラム症（ＡＳＤ）の症状が食物繊維で改善

自閉スペクトラム症候群（ＡＳＤ）の子どもたちの多くには、慢性的な腹痛、消化不良、下痢、便秘など、消化器系の問題があることが知られています。毎日のように続く不快感や痛みは、さらなる過敏症を引き起こし、注意力や学習能力、または行動に悪影響を及ぼしている可能性があります。逆に、**お腹の調子がよくなることで子どもたちから不快感を取り除ければ、生活の質が上がるかもしれない可能性が生まれてきています。**

腸内微生物の移植を施されたＡＳＤの患者を2年かけて追跡調査した結果、患者に特徴的な「社会的ふるまい」に45％もの改善がみられたとの研究結果が発表されました（文献１４１）。この研究は、腸内微生物移植が自閉症スペクトラムの長期的な治療において効果的である可能性を示唆していて、大変注目されています。

私たちも少数例ではありますが、ＡＳＤの子ども13名を対象に水溶性食物繊維（サンファイバー®、６ｇ／日、平均2カ月）を投与する介入試験を実施しました（文献１４２）。その結果、**水溶性食物繊維の摂取により、ＡＳＤの子どもの重症の便秘が改善し、易刺激性スコア（ABC irritability subscale）が有意に改善することを見いだしました。**さらに、腸内細菌叢

でラクノスピラ科、ブラウティア属の増加を確認し、血中の炎症性サイトカインＩＬ‐１β、ＩＬ‐６などが低下することを確認しました。

サンファイバー®は、インド・パキスタンで食用に栽培されている一年生マメ科植物グアー豆を原料として、その種子を粉末にしたグアーガム（ガラクトマンナン）を酵素により加水分解した低分子化したものです。特徴は、無味、無臭で、水溶性食物繊維としてさまざまなものに溶解することが可能です。固形食品だけでなく飲料、ゼリー、流動食、スープ、健康食品など、さまざまな食品に応用されています。サプリメントとしてスティック状のものがあり、一包５ｇであり、使用しやすく、簡便性もあります。こども用の「こどもサンファイバー」（一包５ｇ）も市販されています。

まとめ

食物繊維の摂取でＡＳＤの症状が改善する

食物繊維が豊富な食品10

食物繊維は多くの植物由来の素材に含まれています。腸内環境を維持、改善するためには食物繊維の継続的摂取が重要です。

いくつかおすすめの食材を紹介します。

●アボカド

かなり特殊な食品ですが、炭水化物が少ない代わりに、良質な脂肪が豊富に含まれています。食物繊維も豊富なので、外食時はアボカドトーストやワカモレ&チップスなどから試してみてください。

食物繊維量…100gあたり約5・6g/1カップあたり約15・6g

●ベリー

ベリー類はどれも体に良いとされています。中でもラズベリーやブラックベリーは食物繊維が豊富。冷凍のベリーなら比較的手頃な価格で購入できるので、次にスムージーを作るときは、ベリーにチアシードやミントなどを混ぜて、繊維の摂取量を増やしてみてください。

食物繊維量
…100gあたり約6・5g

●ダークチョコレート
おいしい選択肢の一つです。カカオ含有量が多いものほど、食物繊維や抗酸化物質、栄養素がより多く含まれています。そのため、カカオ70％以上のダークチョコレートを選ぶようにすれば、1日の食物繊維摂取量にカウントすることができます。

食物繊維量…100gあたり約10・5g

●レンズ豆
安く手に入るうえ、タンパク質と食物繊維がたっぷりと含まれているレンズ豆。お気に入りのサラダに混ぜたり、スープを作ったりして、消化器官を活性化させてください。

食物繊維量…100gあたり約10・7g／1カップあたり約20・5g

●アーモンド
アーモンド単独だけでなく、トレイルミックスやミックスナッツに必ずといっていいほど入っています。無塩のものを選びましょう。食物繊維だけでなく、ヘルシーな脂質とマグネシウムも豊富です。

食物繊維量…100gあたり約11g／1カップあたり約14・8g

●ひよこ豆

小さな体に、ミネラルやタンパク質などの栄養素を豊富に含むひよこ豆。簡単に作れるペーストの一つ、フムスのベースとしても有名です。フムスを作って、サラダや野菜スティック、チップスなどと一緒に食べるのがおすすめです。

食物繊維量…100gグラムあたり約12・2g／1カップあたり約24・4g

●オーツ麦

近年人気のオーツ麦は最も健康的な穀物の一つで、ビタミン、ミネラル、抗酸化物質がたっぷりです。手作りグラノーラのベースにもおすすめです。

食物繊維量…100gあたり約12・9g

●ポップコーン

食物繊維の摂取量を増やすには、ポップコーンも便利です。ただし、余分な脂肪を避けたい場合は、バターやオイル不使用のものを選びましょう。

食物繊維量…100gあたり約14・5g／1カップあたり約1・16g

●スプリットピー

スプリットピーとは、えんどう豆を乾燥させ、割って皮をむいたものです。アメリカのホリデーシーズンの定番料理、スプリットピースープなどでよく知られています。スープのほかには、ディップなどもトライする価値ありです。

食物繊維量…100gあたり約22・2g／1カップあたり約43・5g

●チアシード

チアシードは、地球上で最も優れた食物繊維の供給源かもしれません。食物繊維が豊富なだけでなく、マグネシウムやカルシウムもたっぷりで、朝のアサイーボウルやスムージーに加えれば、1日分の摂取量の多くを摂取することができます。

食物繊維量…100gあたり約34・4g

まとめ

身近な食品から食物繊維を摂取しよう

腸内環境を整えるβグルカン（大麦）

大麦は、日本では2000年以上前から食べられていますが、近年、大麦がもつ健康価値が注目され、その利用は増えているようです。炊飯時に米と一緒に炊いたり、ゆでたもち麦をサラダのトッピングにするなど、新しい食べ方も生まれています。

βグルカンとは、大麦などに含まれる水溶性食物繊維の一つです。βグルカンは、アメリカのルイス・ピレマー博士が、パン酵母の細胞壁からザイモンと名づけられた免疫活性化物質を発見したのが始まりとされています。発見当初は、その正体を突き止めることはできませんでしたが、その後、1960年に同じくアメリカのニコラス・ディルジオ博士がその構造を明らかにしました。

βグルカンは糖質の最小単位である単糖が多数結合したもので、この結合をβ結合と呼ぶことから、名前がつけられました。私たちが摂取しても、胃や腸で分解されることはなく、腸内細菌叢に働きかける機能があるのです。穀物の中では大麦が最も多くβグルカンを含む食品として知られています。

大麦には異なる働きをする「水溶性食物繊維」と「不溶性食物繊維」がバランス良く含まれていて、とくに水溶性食物繊維であるβグルカンが多く含まれているのが特長です。

肥満モデルマウスにβグルカンを15週間摂取させ、はじめにいくつかの行動試験によって認知障害を評価したところ、**βグルカンの摂取が肥満誘発性の認知障害を軽減することが報告されています**（文献１４３）。次に、認知や記憶を司る脳の海馬を調べたところ、βグルカンの摂取は炎症性サイトカインの発現を抑制したり、シナプスの超微細構造を改善するなど、脳の炎症抑制により認知障害を改善させている可能性が示されました。また結腸では、腸のバリア機能や結腸粘液の厚さが増加するなど、肥満による腸バリア障害を改善しました。さらにβグルカンの摂取による腸内細菌叢の変化は認知機能改善の前であったことから、両者には因果関係がある可能性が示唆されたわけです。

βグルカンの摂取が腸内環境を改善させ、腸管バリア機能維持に働くことにより、脳内炎症の抑制、認知機能維持につながることが明らかにされたと考えます。

医薬基盤・健康・栄養研究所ワクチン・アジュバント研究センターの國澤純博士のチームは、２３６人の健康診断の結果や腸内細菌叢、大麦を含む食事習慣や居住環境、疾患などのデータを調査・追跡したコホート研究を実施しました（文献１４４）。

腸内細菌叢の16SｒRNA解析を行い、身体測定値、血圧、生化学的マーカーなどの健康診断結果、質問票を用い、大麦の摂取量や摂取頻度および簡易型自記式食事歴法質問票（ＢＤＨＱ）を用いた食習慣のデータを収集しています。

さらに、参加者を、腸内細菌の構成から、Ａ：バクテロイデス型、Ｂ：ブラウティア型、Ｃ：プレボテラ型の３つのエンテロタイプに分類し、大麦の摂取量が０～３・５ｇ／１０００ｋｃａｌの対象者を低摂取群、３・５～28・０ｇ／１０００Ｋａｌの対象者を高摂取群に分類して分析しました。

その結果、高摂取群ではＡが10人、Ｂが33人、Ｃが４人、低摂取群ではＡが16人、Ｂが23人、Ｃが８人となり、両群間に有意差はありませんでした。しかし、主座標分析でPCoA2軸の正の方向に高摂取群、負の方向に低摂取群が分布する傾向がみられています。

高摂取群では、ビフィズス菌（ビフィドバクテリウム）、コリンセラ、ブチリシコッカス菌、ディアリスター、ルミノコックスの相対存在比（％）が低摂取群に比べ有意に高いことを明らかにしています。

ビフィズス菌とブチリシコッカス菌については、全参加者を対象に、性別・年齢・糖尿病・

高血圧・脂質異常症のリスクで調整した重回帰分析を行った後も、同様の関連があったとのことです。

まとめ

大麦は腸内環境を改善させる

腸ツボを刺激する食物繊維

パラミロン（β-1,3-グルカン）とは、ユーグレナ属（ユーグレナ・グラシリス、和名はミドリムシです）のみが細胞内貯蔵物質として生成する多糖類で、食物繊維の一種です。近年の研究により、従来の食物繊維とは異なる新たな健康機能を持つことが分かってきています。

パラミロンは食物繊維の一種とされていますが、人の消化酵素によっても分解されず、腸内細菌によっても分解されないようです。βグルカンはデクチン-1受容体に結合することが知られていて、デクチン-1受容体はマクロファージや樹状細胞など自然免疫系の細胞に発現しています。実際に、βグルカン構造を持つパラミロンがデクチン-1受容体に結合することも報告されています（文献145）。このことから、ユーグレナグラシリスに含まれるパラミロンは自然免疫系を活性化し、生体防御に寄与する可能性があることが示唆されました。

さらに、近年の機能性研究によって、EOD-1株由来パラミロンの様々な健康効果が明らかになっています。EOD-1株由来パラミロンは精神的・身体的疲労感の軽減、副交感神経の活動アップ、免疫力やホメオスタシスの維持・向上、糖と脂質の代謝を高めることによる生活習慣病の予防など、さまざまな健康への効果が期待されています（文献146）。

第7章

腸内細菌を入れ替えたらどうなるか？

糞便移植が病院を救う

健常者の糞便を病気の人に投与するという「糞便移植療法」の顕著な有効性が報告されたのは2013年です。**難治性、再発性のクロストリジウム腸炎の患者に健常者から採取した糞便を大腸内視鏡を使用して移植すると、腸炎が治癒し、再燃しなくなり、その有効性は93・8%と報告されました。**

抗生物質バンコマイシンによる治療ではその有効性が30・8%であり、著しい有効性であり、世界中の医師が驚きました。私もその2年後に米国消化器病学会に参加し、糞便移植療法のセッションに向かいましたが、その会場には溢れんばかりの聴衆で、床に座っている人もたくさんおられました。ものすごい熱気であったのを覚えています。

当時、クロストリジウム大腸炎は再燃性、難治性として臨床の現場では大変困っていました。さらに、この腸炎を引きおこす細菌はクロストリジウム・ディフィシル菌であり、この細菌が遺伝子変異を引き起こし、いっさいの抗生物質が無効な強毒株も出現し、いったんこの強毒株が検出されると、欧米では病院全体を閉鎖する措置が取られることもありました。このような時期に登場した糞便移植療法は、その後世界中で多くの臨床試験が行われ、その有効性が確認されています。日本においても、滋賀医科大学安藤朗博士を中心に医師主導型臨床試験が組まれ、もうすぐ日本においてもクロストリジウム大腸炎に対する糞便移植療法が可能になるものと思います。

この糞便移植療法ですが、この10年間でさまざまな有効性、安全性、ドナー選択の問題などが検討され、日本においても順天堂大学石川大博士を中心に科学的な研究が続けられています。世界的にもさまざまな疾患への試みが開始されています。また、カプセル製剤の開発も進んでいて、遠くない将来、この治療法は臨床応用されていくものと考えます。

まとめ

糞便移植で完治しにくい病気が治った

糞便移植で乳児の将来を変える

経膣分娩で生まれた乳児には、母体の糞便微生物が定着しています。しかし、帝王切開出産では母親から新生児への細菌の移行を妨げるとされています。ほぼ無菌で生まれた乳児にどのような常在細菌が定着するかは、その本人の一生にも影響する重要な問題点とされています。

そこで、帝王切開で生まれた乳児の腸内細菌物叢の定着の乱れが、出生後の経口的な糞便微生物叢移植（赤ちゃんに母親の糞便をミルクに混ぜて投与する）によって満期帝王切開出生児で回復できるかどうかが評価されました（文献１４７）。17人の母親を募集し、その中の７人が慎重な審査の結果選ばれました。彼女らの乳児は、分娩の3週間前に採取された母親から希釈された糞便サンプルを、口から投与されました。７人の乳児全員が3カ月の追跡期間中に問題なく臨床経過をたどり、悪影響は見られませんでした。

糞便移植治療を受けた帝王切開で生まれた乳児の糞便微生物叢組成は、時間の経過とともに、未治療の帝王切開によって生まれた乳児のそれとは似ていませんが、経膣分娩で生まれた乳児とは有意な類似性を示しました。

つまり、**この研究は、帝王切開で生まれた乳児の腸内細菌叢が、母親からの糞便移植によって出生後に回復できることを示しています。**ただし、これは慎重な臨床的および微生物学的スクリーニングの後にのみ行う必要があり、どこでも実施できるわけではありません。ビフィズス菌の研究においても帝王切開で生まれた乳児には母親由来のビフィズス菌が定着していないことも知られています。また、出産形式だけでなく、妊娠中感染症、妊娠中の母親の食事・肥満、母乳・人工乳の違い、出生時体重、生活環境など乳児の常在細菌の定着には多因子が影響しています。さらに、結果として決まった個人の常在腸内細菌叢がその後の炎症・免疫・代謝応答に影響を与えることも明らかになりつつあります。

糞便移植治療法の今後の展開に期待していただきたいと思います。

まとめ

帝王切開で生まれた赤ちゃんにも安全に腸内細菌叢を移植
糞便移植をすると同じような症状が出るできるできる

糞便移植でパーキンソン病が改善するか

パーキンソン病は神経変性疾患であり、患者の70〜80%が便秘などの胃腸障害に苦しんでいます。そこで、消化管機能障害に関連するパーキンソン病を治療するための糞便微生物叢移植の有効性と安全性を評価する試験が実施されています（文献148）。その研究では、パーキンソン病患者11人が糞便移植療法を受けています。糞便移植の前後に糞便サンプルを収集し、16SリボソームDNA（rDNA）遺伝子配列決定を行いましたた。Hoehn-Yahr（H-Y）グレード、統合パーキンソン病評価尺度（UPDRS）スコア、非運動症状アンケート（NMSS）を使用して、運動症状と非運動症状の改善を評価しました。PAC-QOLスコアとWexner便秘スコアを使用して、患者の便秘症状も評価しました。ラクツロース水素呼気検査によって腸管内異常発酵の有無も評価されました。

図7をご覧下さい。結果、糞便移植前と後の腸内細菌叢の多様性（Chao1指標）とその構成は有意に異なっていました。特に糞便移植後に、ブラウティアとプレボテラの占有率の増加、バクテロイデスの劇的な減少が観察されました。パーキンソン病患者のH-Yグレード、UP-DRS、およびNMSSは、糞便移植により有意に減少しました。

ラクツロース水素呼気試験は、小腸内腸内細菌異常増殖（SIBO）を診断するための検査

図７

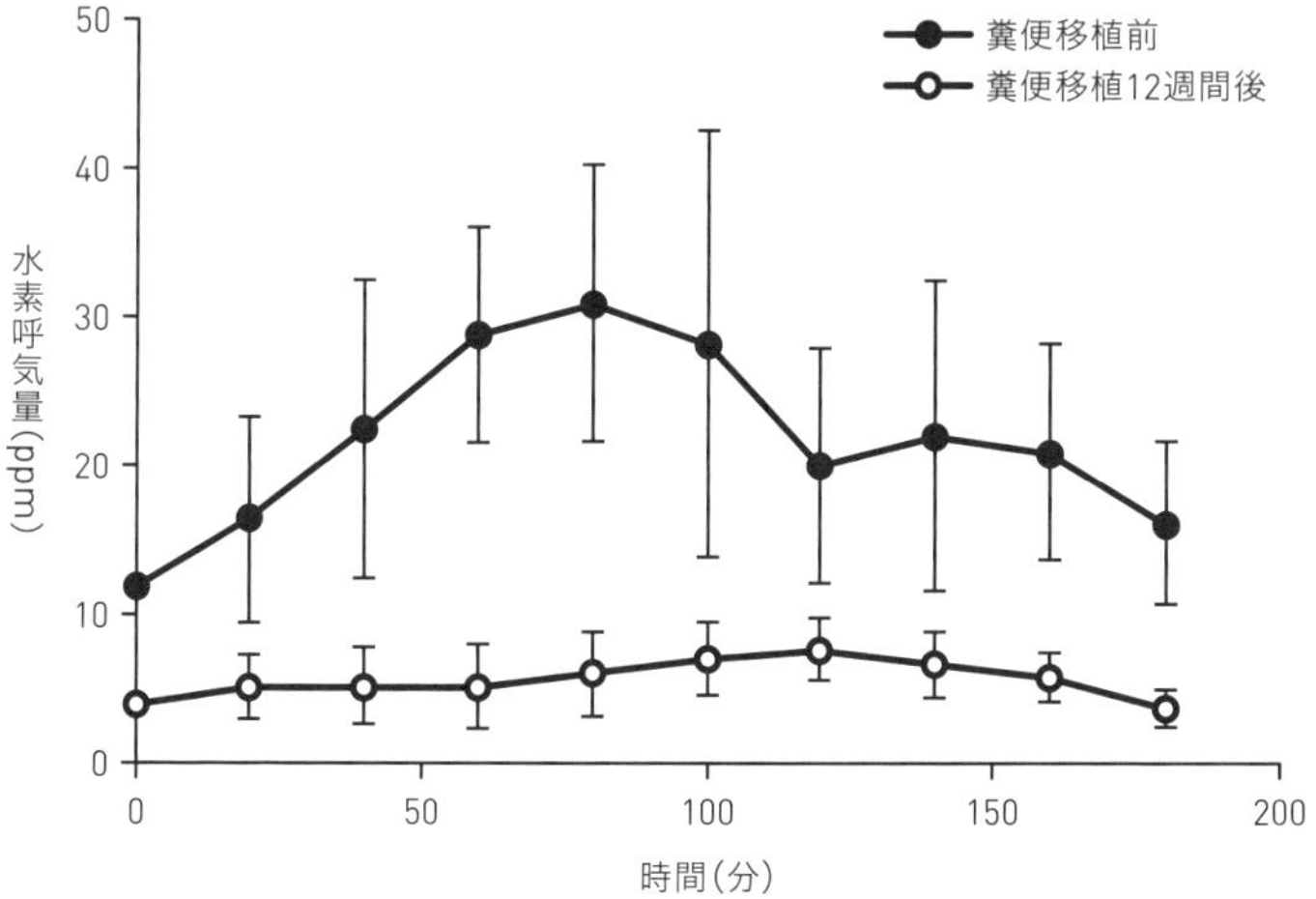

ですが、大腸での発酵ではなく、より早期に呼気中に水素が出現することにより診断されます。本研究では、早期の呼気中に水素だけでなく、後期の呼気中に水素も糞便移植後に正常化していました。また、糞便移植後の患者のPAC-QOLスコアとウェクスナー便秘スコアも有意に減少しました。

この臨床研究は、いくつかの重要な知見があります。**第一に、糞便移植によって患者の腸内細菌叢を再構築することが可能であること、第2に、その再構築により運動症状と非運動症状を改善する治療の可能性を秘めていること、第3にパーキンソン病の治療標的として腸、特に小腸の重要性を指摘していることです。**

おわりに

腸と脳の関わりに関する最近の情報、とくに腸内細菌とその代謝物に焦点を当てて解説しました。部分的に少し難しい箇所があるかもしれませんが、読み応えは十分にあります。熟読していただければ幸いです。脳が腸をコントロールしていることは、末梢型制御性T細胞の寿命が脳による神経シグナルに依存していることから明らかになっています。しかし、糞便移植やプロバイオティクスによるストレス緩和、認知機能改善、神経変性疾患の治療などの多くの研究成果は腸が脳を制御していることを示しているのです。つまり、「脳」を助けるために「すごい腸」が働いていることが徐々にわかってきました。現在、老化の研究が進み、暦年齢ではなく、生物学的年齢が注目されてきています。一方で、老化のスピードは腸内細菌に依存していることもコホート研究で報告され、いよいよ腸内環境の改善が老化の時計のスピードを抑制あるいは逆戻りさせる可能性も見えてきました。「すごい腸」は老化をもコントロールしているかもしれないのです。本誌を契機に多くの皆さんが腸内細菌に興味を持っていただき、脳をコントロールする腸のすごさを体験していただきたいと思います。

内藤裕二

2023年春には、パーキンソン病で亡くなった母・里子の17回忌法要が執り行われる。尊敬する母に本書を捧げる。

141. Kang DW, et al. Long-term benefit of Microbiota Transfer Therapy on autism symptoms and gut microbiota. Sci Rep. 2019;9(1):5821.

142. Inoue R, et al. Dietary supplementation with partially hydrolyzed guar gum helps improve constipation and gut dysbiosis symptoms and behavioral irritability in children with autism spectrum disorder. Journal of clinical biochemistry and nutrition. 2019;64(3):217-23.

143. Shi H, et al. beta-glucan attenuates cognitive impairment via the gut-brain axis in diet-induced obese mice. Microbiome. 2020;8(1):143.

144. Matsuoka T, et al. Relationships between barley consumption and gut microbiome characteristics in a healthy Japanese population: a cross-sectional study. BMC Nutr. 2022;8(1):23.

145. Ishibashi KI, etal.Dectin-1 Reactivity to Paramylon Derived from Euglena gracilis EOD-1. Biol Pharm Bull. 2022;45(9):1394-7.

146. Nakashima A, etal.Effects of Euglena gracilis Intake on Mood and Autonomic Activity under Mental Workload, and Subjective Sleep Quality: A Randomized, Double-Blind, Placebo-Controlled Trial. Nutrients. 2020;12(11).

147. Korpela K, et al.Maternal Fecal Microbiota Transplantation in Cesarean-Born Infants Rapidly Restores Normal Gut Microbial Development: A Proof-of-Concept Study. Cell 2020, 183(2): 324-334.

148. Kuai XY, Yao XH, Xu LJ, Zhou YQ, Zhang LP, Liu Y, et al. Evaluation of fecal microbiota transplantation in Parkinson's disease patients with constipation. Microb Cell Fact. 2021;20(1):98.

149. Xiao J, Katsumata N, et al. Probiotic Bifidobacterium breve in Improving Cognitive Functions of Older Adults with Suspected Mild Cognitive Impairment: A Randomized, Double-Blind, Placebo-Controlled Trial. J Alzheimers Dis. 2020;77(1):139-47.

150. Asaoka D, Xiao J, Takeda T, et al. Effect of Probiotic Bifidobacterium breve in Improving Cognitive Function and Preventing Brain Atrophy in Older Patients with Suspected Mild Cognitive Impairment: Results of a 24-Week Randomized, Double-Blind, Placebo-Controlled Trial. J Alzheimers Dis. 2022;88(1):75-95.

151. Kato-Kataoka A, et al. Fermented Milk Containing Lactobacillus casei Strain Shirota Preserves the Diversity of the Gut Microbiota and Relieves Abdominal Dysfunction in Healthy Medical Students Exposed to Academic Stress. Appl Environ Microbiol. 2016;82(12):3649-58.

152. Takada M, et al. Beneficial effects of Lactobacillus casei strain Shirota on academic stress-induced sleep disturbance in healthy adults: a double-blind, randomised, placebo-controlled trial. Benef Microbes. 2017;8(2):153-62.

153. Nishida K, et al. Daily administration of paraprobiotic Lactobacillus gasseri CP2305 ameliorates chronic stress-associated symptoms in Japanese medical students. Journal of Functional Foods. 2017;36:112-21.

125. Gacesa R, Kurilshikov A, Vich Vila A, Sinha T, Klaassen MAY, Bolte LA, et al. Environmental factors shaping the gut microbiome in a Dutch population. Nature. 2022;604(7907):732-9.

126. Nagata N, Nishijima S, Miyoshi-Akiyama T, Kojima Y, Kimura M, Aoki R, et al. Population-level Metagenomics Uncovers Distinct Effects of Multiple Medications on the Human Gut Microbiome. Gastroenterology. 2022;163:1038-52.

127. Arumugam M, Raes J, Pelletier E, Le Paslier D, Yamada T, Mende DR, et al. Enterotypes of the human gut microbiome. Nature. 2011;473(7346):174-80.

128. Vandeputte D, Falony G, Vieira-Silva S, Tito RY, Joossens M, Raes J. Stool consistency is strongly associated with gut microbiota richness and composition, enterotypes and bacterial growth rates. Gut. 2016;65(1):57-62.

129. Takagi T, et al. Typing of the Gut Microbiota Community in Japanese Subjects. Microorganisms. 2022;10(3):664.

130. Lancaster SM, Lee-McMullen B, Abbott CW, Quijada JV, Hornburg D, Park H, et al. Global, distinctive, and personal changes in molecular and microbial profiles by specific fibers in humans. Cell Host Microbe. 2022;30(6):848-62 e7.

131. Gunter MJ, Murphy N, Cross AJ, Dossus L, Dartois L, Fagherazzi G, et al. Coffee Drinking and Mortality in 10 European Countries: A Multinational Cohort Study. Ann Intern Med. 2017;167(4):236-47.

132. Matsushita N, Nakanishi Y, Watanabe Y, Kitamura K, Kabasawa K, Takahashi A, et al. Association of coffee, green tea, and caffeine with the risk of dementia in older Japanese people. J Am Geriatr Soc. 2021;69(12):3529-44.

133. Gniechwitz D, Brueckel B, Reichardt N, Blaut M, Steinhart H, Bunzel M. Coffee dietary fiber contents and structural characteristics as influenced by coffee type and technological and brewing procedures. J Agric Food Chem. 2007;55(26):11027-34.

134. Pérez-Burillo S, elal. Bioactivity of food melanoidins is mediated by gut microbiota. Food Chem. 2020;316:126309.

135. Jaquet M, Rochat I, Moulin J, Cavin C, Bibiloni R. Impact of coffee consumption on the gut microbiota: a human volunteer study. Int J Food Microbiol. 2009;130(2):117-21.

136. Mills CE, Tzounis X, Oruna-Concha MJ, Mottram DS, Gibson GR, Spencer JP. In vitro colonic metabolism of coffee and chlorogenic acid results in selective changes in human faecal microbiota growth. Br J Nutr. 2015;113(8):1220-7.

137. Gruter R, Trachsel T, Laube P, Jaisli I. Expected global suitability of coffee, cashew and avocado due to climate change. PLoS One. 2022;17(1):e0261976.

138. Laitinen K, Mokkala K. Overall Dietary Quality Relates to Gut Microbiota Diversity and Abundance. Int J Mol Sci. 2019;20(8).

139. Liu Y, White DL, et al. Dietary quality and the colonic mucosa-associated gut microbiome in humans. Am J Clin Nutr. 2019;110(3):701-12.

140. Huang X, et al. Dietary variety relates to gut microbiota diversity and abundance in humans. Eur J Nutr. 2022;Jun 28.

of Phage Therapy against Pathobionts. Cell Host Microbe. 2020;28(3):380-9 e9.

111. Camarillo-Guerrero LF, Almeida A, Rangel-Pineros G, Finn RD, Lawley TD. Massive expansion of human gut bacteriophage diversity. Cell. 2021;184(4):1098-109 e9.

112. Mihindukulasuriya KA, Mars RAT, Johnson AJ, Ward T, Priya S, Lekatz HR, et al. Multi-Omics Analyses Show Disease, Diet, and Transcriptome Interactions With the Virome. Gastroenterology. 2021;161(4):1194-207 e8.

113. Fukui A, Takagi T, Naito Y, Inoue R, Kashiwagi S, Mizushima K, et al. Higher Levels of Streptococcus in Upper Gastrointestinal Mucosa Associated with Symptoms in Patients with Functional Dyspepsia. Digestion. 2020;101(1):38-45.

114. Bruce JK, Burns GL, Sinn Soh W, Nair PM, Sherwin S, Fan K, et al. Defects in NLRP6, autophagy and goblet cell homeostasis are associated with reduced duodenal CRH receptor 2 expression in patients with functional dyspepsia. Brain Behav Immun. 2022;101:335-45.

115. Zhang B, Wang HE, Bai YM, Tsai SJ, Su TP, Chen TJ, et al. Inflammatory bowel disease is associated with higher dementia risk: a nationwide longitudinal study. Gut. 2021;70(1):85-91.

116. Szandruk-Bender M, Wiatrak B, Szelag A. The Risk of Developing Alzheimer's Disease and Parkinson's Disease in Patients with Inflammatory Bowel Disease: A Meta-Analysis. J Clin Med. 2022;11(13).

117. Mählmann L, et al. Impaired objective and subjective sleep in children and adolescents with inflammatory bowel disease compared to healthy controls. Sleep Med. 2017;39:25-31.

118. Villumsen M, Aznar S, Pakkenberg B, Jess T, Brudek T. Inflammatory bowel disease increases the risk of Parkinson's disease: a Danish nationwide cohort study 1977-2014. Gut. 2019;68(1):18-24.

119. Marinelli C, Savarino EV, Marsilio I, Lorenzon G, Gavaruzzi T, D'Inca R, et al. Sleep disturbance in Inflammatory Bowel Disease: prevalence and risk factors - A cross-sectional study. Sci Rep. 2020;10(1):507.

120. Teratani T, et al. The liver-brain-gut neural arc maintains the Treg cell niche in the gut. Nature. 2020;585(7826):591-6.

121. Shimoda A, Ueda K, Nishiumi S, Murata-Kamiya N, Mukai SA, Sawada S, et al. Exosomes as nanocarriers for systemic delivery of the Helicobacter pylori virulence factor CagA. Sci Rep. 2016;6:18346.

122. Prokopidis K, Giannos P, Ispoglou T, Witard OC, Isanejad M. Dietary Fiber Intake is Associated with Cognitive Function in Older Adults: Data from the National Health and Nutrition Examination Survey. Am J Med. 2022;135(8):e257-e62.

123. Kimura Y, Yoshida D, Ohara T, Hata J, Honda T, Hirakawa Y, et al. Long-term association of vegetable and fruit intake with risk of dementia in Japanese older adults: the Hisayama study. BMC Geriatr. 2022;22(1):257.

124. Yamagishi K, et al. Dietary fiber intake and risk of incident disabling dementia: the Circulatory Risk in Communities Study. Nutr Neurosci. 2022:1-8.

progression of early Parkinson's disease. npj Parkinson's Disease. 2022;8(1):65.

98. Oshima T, Siah KTH, Yoshimoto T, Miura K, Tomita T, Fukui H, et al. Impacts of the COVID2019 pandemic on functional dyspepsia and irritable bowel syndrome: A population-based survey. J Gastroenterol Hepatol. 2021;36(7):1820-7.

99. Pittayanon R, Lau JT, Yuan Y, Leontiadis GI, Tse F, Surette M, et al. Gut Microbiota in Patients With Irritable Bowel Syndrome-A Systematic Review. Gastroenterology. 2019;157(1):97-108.

100. Wang L, Alammar N, Singh R, Nanavati J, Song Y, Chaudhary R, et al. Gut Microbial Dysbiosis in the Irritable Bowel Syndrome: A Systematic Review and Meta-Analysis of Case-Control Studies. J Acad Nutr Diet. 2020;120(4):565-86.

101. Tana C, Umesaki Y, Imaoka A, Handa T, Kanazawa M, Fukudo S. Altered profiles of intestinal microbiota and organic acids may be the origin of symptoms in irritable bowel syndrome. Neurogastroenterol Motil. 2010;22(5):512-9, e114-5.

102. Pozuelo M, Panda S, Santiago A, Mendez S, Accarino A, Santos J, et al. Reduction of butyrate- and methane-producing microorganisms in patients with Irritable Bowel Syndrome. Sci Rep. 2015;5:12693.

103. Rangel I, Sundin J, Fuentes S, Repsilber D, de Vos WM, Brummer RJ. The relationship between faecal-associated and mucosal-associated microbiota in irritable bowel syndrome patients and healthy subjects. Aliment Pharmacol Ther. 2015;42(10):1211-21.

104. Matsumoto H, Shiotani A, Katsumata R, Fukushima S, Handa Y, Osawa M, et al. Mucosa-Associated Microbiota in Patients with Irritable Bowel Syndrome: A Comparison of Subtypes. Digestion. 2021;102(1):49-56.

105. Mackes NK, Golm D, Sarkar S, Kumsta R, Rutter M, Fairchild G, et al. Early childhood deprivation is associated with alterations in adult brain structure despite subsequent environmental enrichment. Proc Natl Acad Sci U S A. 2020;117(1):641-9.

106. Murakami T, Kamada K, Mizushima K, Higashimura Y, Katada K, Uchiyama K, et al. Changes in intestinal motility and gut microbiota composition in a rat stress model. Digestion. 2017;95(1):55-60.

107. Tao E, Zhu Z, Hu C, Long G, Chen B, Guo R, et al. Potential Roles of Enterochromaffin Cells in Early Life Stress-Induced Irritable Bowel Syndrome. Front Cell Neurosci. 2022;16:837166.

108. Wang X, Fukui H, Ran Y, Xu X, Ebisutani N, Nakanishi T, et al. Probiotic Bifidobacterium bifidum G9-1 Has a Preventive Effect on the Acceleration of Colonic Permeability and M1 Macrophage Population in Maternally Separated Rats. Biomedicines. 2021;9(6).

109. Yasuda R, Kamada K, Murakami T, Inoue R, Mizushima K, Hirose R, et al. Astaxanthin attenuated the stress-induced intestinal motility disorder via altering the gut microbiota. Int J Vitam Nutr Res. 2022.

110. Fujimoto K, Kimura Y, Shimohigoshi M, Satoh T, Sato S, Tremmel G, et al. Metagenome Data on Intestinal Phage-Bacteria Associations Aids the Development

84. Mehta RS, Lochhead P, Wang Y, Ma W, Nguyen LH, Kochar B, et al. Association of midlife antibiotic use with subsequent cognitive function in women. PLoS One. 2022;17(3):e0264649.

85. NØrgaard CH, Friedrich S, Hansen CT, Gerds T, Ballard C, M?ller DV, et al. Treatment with glucagon-like peptide-1 receptor agonists and incidence of dementia: Data from pooled double-blind randomized controlled trials and nationwide disease and prescription registers. Alzheimers Dement (N Y). 2022;8(1):e12268.

86. Kato S, Sato T, Fujita H, Kawatani M, Yamada Y. Effects of GLP-1 receptor agonist on changes in the gut bacterium and the underlying mechanisms. Sci Rep. 2021;11(1):9167.

87. Breton J, Tennoune N, Lucas N, Francois M, Legrand R, Jacquemot J, et al. Gut Commensal E. coli Proteins Activate Host Satiety Pathways following Nutrient-Induced Bacterial Growth. Cell Metab. 2016;23(2):324-34.

88. Tamura A, Tomita T, Oshima T, Toyoshima F, Yamasaki T, Okugawa T, et al. Prevalence and Self-recognition of Chronic Constipation: Results of an Internet Survey. J Neurogastroenterol Motil. 2016;22(4):677-85.

89. Honkura K, Tomata Y, Sugiyama K, Kaiho Y, Watanabe T, Zhang S, et al. Defecation frequency and cardiovascular disease mortality in Japan: The Ohsaki cohort study. Atherosclerosis. 2016;246:251-6.

90. Wei Y, Cao Y, Yang X, Xu Y. Investigation on the frailty status of the elderly inpatients in Shanghai using the FRAIL (fatigue, resistance, ambulation, illness, and loss) questionnaire. Medicine (Baltimore). 2018;97(18):e0581.

91. Matsushita E, Okada K, Ito Y, Satake S, Shiraishi N, Hirose T, et al. Characteristics of physical prefrailty among Japanese healthy older adults. Geriatr Gerontol Int. 2017;17(10):1568-74.

92. Asaoka D, Takeda T, Inami Y, Abe D, Shimada Y, Matsumoto K, et al. Association between the severity of constipation and sarcopenia in elderly adults: A single-center university hospital-based, cross-sectional study. Biomed Rep. 2021;14(1):2.

93. Ge X, Zhao W, Ding C, Tian H, Xu L, Wang H, et al. Potential role of fecal microbiota from patients with slow transit constipation in the regulation of gastrointestinal motility. Sci Rep. 2017;7(1):441.

94. Maeda T, Shimo Y, Chiu SW, Yamaguchi T, Kashihara K, Tsuboi Y, et al. Clinical manifestations of nonmotor symptoms in 1021 Japanese Parkinson's disease patients from 35 medical centers. Parkinsonism Relat Disord. 2017;38:54-60.

95. Gao X, Chen H, Schwarzschild MA, Ascherio A. A prospective study of bowel movement frequency and risk of Parkinson's disease. American journal of epidemiology. 2011;174(5):546-51.

96. Nishiwaki H, Ito M, Ishida T, Hamaguchi T, Maeda T, Kashihara K, et al. Meta-Analysis of Gut Dysbiosis in Parkinson's Disease. Mov Disord. 2020;35(9):1626-35.

97. Nishiwaki H, Ito M, Hamaguchi T, Maeda T, Kashihara K, Tsuboi Y, et al. Short chain fatty acids-producing and mucin-degrading intestinal bacteria predict the

Epigallocatechin-3-gallate (EGCG) attenuates non-alcoholic fatty liver disease via modulating the interaction between gut microbiota and bile acids. Journal of clinical biochemistry and nutrition. 2020;67(1):2-9.

71. Xu R, Zhang Y, Chen S, Zeng Y, Fu X, Chen T, et al. The role of the probiotic Akkermansia muciniphila in brain functions: insights underpinning therapeutic potential. Crit Rev Microbiol. 2022:1-26.

72. Depommier C, Everard A, Druart C, Plovier H, Van Hul M, Vieira-Silva S, et al. Supplementation with Akkermansia muciniphila in overweight and obese human volunteers: a proof-of-concept exploratory study. Nature Medicine. 2019;25(7):1096-103.

73. Cheng R, Xu W, Wang J, Tang Z, Zhang M. The outer membrane protein Amuc_1100 of Akkermansia muciniphila alleviates the depression-like behavior of depressed mice induced by chronic stress. Biochem Biophys Res Commun. 2021;566:170-6.

74. Yaghoubfar R, Behrouzi A, Ashrafian F, Shahryari A, Moradi HR, Choopani S, et al. Modulation of serotonin signaling/metabolism by Akkermansia muciniphila and its extracellular vesicles through the gut-brain axis in mice. Sci Rep. 2020;10(1):22119.

75. Wu F, Guo X, Zhang M, Ou Z, Wu D, Deng L, et al. An Akkermansia muciniphila subtype alleviates high-fat diet-induced metabolic disorders and inhibits the neurodegenerative process in mice. Anaerobe. 2020;61:102138.

76. Kresovich JK, Park YM, Keller JA, Sandler DP, Taylor JA. Healthy eating patterns and epigenetic measures of biological age. Am J Clin Nutr. 2022;115(1):171-9.

77. Saji N, Murotani K, Hisada T, Kunihiro T, Tsuduki T, Sugimoto T, et al. Relationship between dementia and gut microbiome-associated metabolites: a cross-sectional study in Japan. Sci Rep. 2020;10(1):8088.

78. Shimizu H, Mori T, Yoshida T, Tachibana A, Ozaki T, Yoshino Y, et al. Secular trends in the prevalence of dementia based on a community-based complete enumeration in Japan: the Nakayama Study. Psychogeriatrics. 2022.

79. Saji N, Tsuduki T, Murotani K, Hisada T, Sugimoto T, Kimura A, et al. Relationship between the Japanese-style diet, gut microbiota, and dementia: A cross-sectional study. Nutrition. 2022;94:111524.

80. Bailey LC, Forrest CB, Zhang P, Richards TM, Livshits A, DeRusso PA. Association of antibiotics in infancy with early childhood obesity. JAMA Pediatr. 2014;168(11):1063-9.

81. Cao Y, Wu K, Mehta R, Drew DA, Song M, Lochhead P, et al. Long-term use of antibiotics and risk of colorectal adenoma. Gut. 2018;67(4):672-8.

82. Heianza Y, Zheng Y, Ma W, Rimm EB, Albert CM, Hu FB, et al. Duration and life-stage of antibiotic use and risk of cardiovascular events in women. Eur Heart J. 2019;40(47):3838-45.

83. マーティン・J・ブレイザー（山本太郎訳）．失われていく。我々の内なる細菌 2015.

55. Sayed N, Huang Y, Nguyen K, Krejciova-Rajaniemi Z, Grawe AP, Gao T, et al. An inflammatory aging clock (iAge) based on deep learning tracks multimorbidity, immunosenescence, frailty and cardiovascular aging. Nature Aging. 2021;1(7):598-615.

56. Barcena C, Valdes-Mas R, Mayoral P, Garabaya C, Durand S, Rodriguez F, et al. Healthspan and lifespan extension by fecal microbiota transplantation into progeroid mice. Nat Med. 2019;25(8):1234-42.

57. Yoshimoto S, Mitsuyama E, Yoshida K, Odamaki T, Xiao JZ. Enriched metabolites that potentially promote age-associated diseases in subjects with an elderly-type gut microbiota. Gut Microbes. 2021;13(1):1-11.

58. Sato Y, Atarashi K, Plichta DR, Arai Y, Sasajima S, Kearney SM, et al. Novel bile acid biosynthetic pathways are enriched in the microbiome of centenarians. Nature. 2021;599(7885):458-64.

59. Hang S, Paik D, Yao L, Kim E, Trinath J, Lu J, et al. Bile acid metabolites control TH17 and Treg cell differentiation. Nature. 2019;576(7785):143-8.

60. Paik D, Yao L, Zhang Y, Bae S, D'Agostino GD, Zhang M, et al. Human gut bacteria produce TauEta17-modulating bile acid metabolites. Nature. 2022;603(7903):907-12.

61. Nakamura S, Oba M, Suzuki M, Takahashi A, Yamamuro T, Fujiwara M, et al. Suppression of autophagic activity by Rubicon is a signature of aging. Nat Commun. 2019;10(1):847.

62. Minami S, Nakamura S, Yoshimori T. Rubicon in Metabolic Diseases and Ageing. Front Cell Dev Biol. 2021;9:816829.

63. Madeo F, Eisenberg T, Pietrocola F, Kroemer G. Spermidine in health and disease. Science. 2018;359(6374).

64. Matsumoto M, Kurihara S, Kibe R, Ashida H, Benno Y. Longevity in mice is promoted by probiotic-induced suppression of colonic senescence dependent on upregulation of gut bacterial polyamine production. PLoS One. 2011;6(8):e23652.

65. Matsumoto M, Kibe R, Ooga T, Aiba Y, Kurihara S, Sawaki E, et al. Impact of intestinal microbiota on intestinal luminal metabolome. Sci Rep. 2012;2:233.

66. Matsumoto M, Kitada Y, Naito Y. Endothelial Function is improved by Inducing Microbial Polyamine Production in the Gut: A Randomized Placebo-Controlled Trial. Nutrients. 2019;11(5):1188.

67. Belzer C, de Vos WM. Microbes inside--from diversity to function: the case of Akkermansia. ISME J. 2012;6(8):1449-58.

68. Zhou K. Strategies to promote abundance of Akkermansia muciniphila , an emerging probiotics in the gut, evidence from dietary intervention studies. Journal of Functional Foods. 2017;33:194-201.

69. Naito Y, Uchiyama K, Takagi T. A next-generation beneficial microbe: Akkermansia muciniphila. Journal of clinical biochemistry and nutrition. 2018;63(1):33-5.

70. Naito Y, Ushiroda C, Mizushima K, Inoue R, Yasukawa Z, Abe A, et al.

2020;3(10):e2023256.

42. Svensson T, Saito E, Svensson AK, Melander O, Orho-Melander M, Mimura M, et al. Association of Sleep Duration With All- and Major-Cause Mortality Among Adults in Japan, China, Singapore, and Korea. JAMA Netw Open. 2021;4(9):e2122837.

43. Leone V, Gibbons Sean M, Martinez K, Hutchison Alan L, Huang Edmond Y, Cham Candace M, et al. Effects of Diurnal Variation of Gut Microbes and High-Fat Feeding on Host Circadian Clock Function and Metabolism. Cell Host & Microbe. 2015;17(5):681-9.

44. Tsai CJ, Nagata T, Liu CY, Suganuma T, Kanda T, Miyazaki T, et al. Cerebral capillary blood flow upsurge during REM sleep is mediated by A2a receptors. Cell Rep. 2021;36(7):109558.

45. Ogawa Y, Miyoshi C, Obana N, Yajima K, Hotta-Hirashima N, Ikkyu A, et al. Gut microbiota depletion by chronic antibiotic treatment alters the sleep/wake architecture and sleep EEG power spectra in mice. Sci Rep. 2020;10(1):19554.

46. Zarrinpar A, Chaix A, Yooseph S, Panda S. Diet and feeding pattern affect the diurnal dynamics of the gut microbiome. Cell Metab. 2014;20(6):1006-17.

47. Chrobok L, Klich JD, Sanetra AM, Jeczmien-Lazur JS, Pradel K, Palus-Chramiec K, et al. Rhythmic neuronal activities of the rat nucleus of the solitary tract are impaired by high-fat diet - implications for daily control of satiety. J Physiol. 2022;600(4):751-67.

48. Judy Triplett,et al.Identification of sleep fragmentation-induced gut microbiota alteration and prediction of functional impact in Sprague Dawley rats harboring microbiome derived from multiple human donors.Sleep Sci. 2022 Jan-Mar;15(Spec 1):07-19.

49. Elliott ML, Caspi A, Houts RM, Ambler A, Broadbent JM, Hancox RJ, et al. Disparities in the pace of biological aging among midlife adults of the same chronological age have implications for future frailty risk and policy. Nat Aging. 2021;1(3):295-308.

50. Horvath S, Raj K. DNA methylation-based biomarkers and the epigenetic clock theory of ageing. Nat Rev Genet. 2018;19(6):371-84.

51. Fitzgerald KN, Hodges R, Hanes D, Stack E, Cheishvili D, Szyf M, et al. Potential reversal of epigenetic age using a diet and lifestyle intervention: a pilot randomized clinical trial. Aging (Albany NY). 2021;13(7):9419-32.

52. Belsky DW, Caspi A, Corcoran DL, Sugden K, Poulton R, Arseneault L, et al. DunedinPACE, a DNA methylation biomarker of the pace of aging. Elife. 2022;11:e73420.

53. Schmauck-Medina T, Molière A, Lautrup S, Zhang J, Chlopicki S, Madsen HB, et al. New hallmarks of ageing: a 2022 Copenhagen ageing meeting summary. Aging (Albany NY). 2022;14(16):6829-39.

54. Spadaro O, Youm Y, Shchukina I, Ryu S, Sidorov S, Ravussin A, et al. Caloric restriction in humans reveals immunometabolic regulators of health span. Science. 2022;375(6581):671-7.

hydrocarbon receptor. Nat Med. 2016;22(6):586-97.

29. Wang D, Wu J, Zhu P, Xie H, Lu L, Bai W, et al. Tryptophan-rich diet ameliorates chronic unpredictable mild stress induced depression- and anxiety-like behavior in mice: The potential involvement of gut-brain axis. Food Res Int. 2022;157:111289.

30. Yoto A, Murao S, Motoki M, Yokoyama Y, Horie N, Takeshima K, et al. Oral intake of ?-aminobutyric acid affects mood and activities of central nervous system during stressed condition induced by mental tasks. Amino Acids. 2012;43(3):1331-7.

31. Tsukahara T, Kawase T, Yoshida H, Bukawa W, Kan T, Toyoda A. Preliminary investigation of the effect of oral supplementation of Lactobacillus plantarum strain SNK12 on mRNA levels of neurotrophic factors and GABA receptors in the hippocampus of mice under stress-free and sub-chronic mild social defeat-stressing conditions. Biosci Biotechnol Biochem. 2019;83(12):2345-54.

32. Tsankova N, Renthal W, Kumar A, Nestler EJ. Epigenetic regulation in psychiatric disorders. Nat Rev Neurosci. 2007;8(5):355-67.

33. Schroeder FA, Lin CL, Crusio WE, Akbarian S. Antidepressant-like effects of the histone deacetylase inhibitor, sodium butyrate, in the mouse. Biol Psychiatry. 2007;62(1):55-64.

34. Yap CX, Henders AK, Alvares GA, Wood DLA, Krause L, Tyson GW, et al. Autism-related dietary preferences mediate autism-gut microbiome associations. Cell. 2021;184(24):5916-31.e17.

35. Hsiao EY, McBride SW, Hsien S, Sharon G, Hyde ER, McCue T, et al. Microbiota modulate behavioral and physiological abnormalities associated with neurodevelopmental disorders. Cell. 2013;155(7):1451-63.

36. Needham BD, Funabashi M, Adame MD, Wang Z, Boktor JC, Haney J, et al. A gut-derived metabolite alters brain activity and anxiety behaviour in mice. Nature. 2022;602(7898):647-53.

37. Stewart Campbell A, Needham BD, Meyer CR, Tan J, Conrad M, Preston GM, et al. Safety and target engagement of an oral small-molecule sequestrant in adolescents with autism spectrum disorder: an open-label phase 1b/2a trial. Nat Med. 2022;28(3):528-34.

38. Zhu F, Ju Y, Wang W, Wang Q, Guo R, Ma Q, et al. Metagenome-wide association of gut microbiome features for schizophrenia. Nat Commun. 2020;11(1):1612.

39. Li S, Song J, Ke P, Kong L, Lei B, Zhou J, et al. The gut microbiome is associated with brain structure and function in schizophrenia. Sci Rep. 2021;11(1):9743.

40. Li Z, Lai J, Zhang P, Ding J, Jiang J, Liu C, et al. Multi-omics analyses of serum metabolome, gut microbiome and brain function reveal dysregulated microbiota-gut-brain axis in bipolar depression. Mol Psychiatry. 2022.

41. Weaver MD, Robbins R, Quan SF, O'Brien CS, Viyaran NC, Czeisler CA, et al. Association of Sleep Disorders With Physician Burnout. JAMA Netw Open.

Taxonomic signatures of cause-specific mortality risk in human gut microbiome. Nat Commun. 2021;12(1):2671.

16. Naito Y, Takagi T, Inoue R, Kashiwagi S, Mizushima K, Tsuchiya S, et al. Gut microbiota differences in elderly subjects between rural city Kyotango and urban city Kyoto: an age-gender-matched study. Journal of clinical biochemistry and nutrition. 2019;65(2):125-31.

17. Valles-Colomer M, Falony G, Darzi Y, Tigchelaar EF, Wang J, Tito RY, et al. The neuroactive potential of the human gut microbiota in quality of life and depression. Nat Microbiol. 2019;4(4):623-32.

18. Aizawa E, Tsuji H, Asahara T, Takahashi T, Teraishi T, Yoshida S, et al. Bifidobacterium and Lactobacillus Counts in the Gut Microbiota of Patients With Bipolar Disorder and Healthy Controls. Front Psychiatry. 2018;9:730.

19. Zheng P, Zeng B, Zhou C, Liu M, Fang Z, Xu X, et al. Gut microbiome remodeling induces depressive-like behaviors through a pathway mediated by the host's metabolism. Mol Psychiatry. 2016;21(6):786-96.

20. Chen JJ, Zheng P, Liu YY, Zhong XG, Wang HY, Guo YJ, et al. Sex differences in gut microbiota in patients with major depressive disorder. Neuropsychiatric disease and treatment. 2018;14:647-55.

21. Dong Z, Shen X, Hao Y, Li J, Xu H, Yin L, et al. Gut microbiome: A potential indicator for predicting treatment outcomes in major depressive disorder. Front Neurosci. 2022;16:813075.

22. Yang J, Zheng P, Li Y, Wu J, Tan X, Zhou J, et al. Landscapes of bacterial and metabolic signatures and their interaction in major depressive disorders. Sci Adv. 2020;6(49):eaba8555.

23. Maes M, Kubera M, Leunis JC. The gut-brain barrier in major depression: intestinal mucosal dysfunction with an increased translocation of LPS from gram negative enterobacteria (leaky gut) plays a role in the inflammatory pathophysiology of depression. Neuro Endocrinol Lett. 2008;29(1):117-24.

24. Maes M, Kubera M, Leunis JC, Berk M. Increased IgA and IgM responses against gut commensals in chronic depression: further evidence for increased bacterial translocation or leaky gut. J Affect Disord. 2012;141(1):55-62.

25. Qin Y, Havulinna AS, Liu Y, Jousilahti P, Ritchie SC, Tokolyi A, et al. Combined effects of host genetics and diet on human gut microbiota and incident disease in a single population cohort. Nat Genet. 2022;54(2):134-42.

26. Kato K, Ishida S, Tanaka M, Mitsuyama E, Xiao JZ, Odamaki T. Association between functional lactase variants and a high abundance of Bifidobacterium in the gut of healthy Japanese people. PLoS One. 2018;13(10):e0206189.

27. Lamas B, Richard ML, Leducq V, Pham HP, Michel ML, Da Costa G, et al. CARD9 impacts colitis by altering gut microbiota metabolism of tryptophan into aryl hydrocarbon receptor ligands. Nat Med. 2016;22(6):598-605.

28. Rothhammer V, Mascanfroni ID, Bunse L, Takenaka MC, Kenison JE, Mayo L, et al. Type I interferons and microbial metabolites of tryptophan modulate astrocyte activity and central nervous system inflammation via the aryl

文献

1. Sudo N, Chida Y, Aiba Y, Sonoda J, Oyama N, Yu XN, et al. Postnatal microbial colonization programs the hypothalamic-pituitary-adrenal system for stress response in mice. J Physiol. 2004;558(Pt 1):263-75.

2. Sudo N. Role of gut microbiota in brain function and stress-related pathology. Biosci Microbiota Food Health. 2019;38(3):75-80.

3. Longo VD, Mattson MP. Fasting: molecular mechanisms and clinical applications. Cell Metab. 2014;19(2):181-92.

4. Serger E, Luengo-Gutierrez L, Chadwick JS, Kong G, Zhou L, Crawford G, et al. The gut metabolite indole-3 propionate promotes nerve regeneration and repair. Nature. 2022;607(7919):585-92.

5. Nishijima S, Suda W, Oshima K, Kim SW, Hirose Y, Morita H, et al. The gut microbiome of healthy Japanese and its microbial and functional uniqueness. DNA Res. 2016;23(2):125-33.

6. Hata T, Asano Y, Yoshihara K, Kimura-Todani T, Miyata N, Zhang XT, et al. Regulation of gut luminal serotonin by commensal microbiota in mice. PLoS One. 2017;12(7):e0180745.

7. Alcock J, Maley CC, Aktipis CA. Is eating behavior manipulated by the gastrointestinal microbiota? Evolutionary pressures and potential mechanisms. Bioessays. 2014;36(10):940-9.

8. Leitao-Goncalves R, Carvalho-Santos Z, Francisco AP, Fioreze GT, Anjos M, Baltazar C, et al. Commensal bacteria and essential amino acids control food choice behavior and reproduction. PLoS Biol. 2017;15(4):e2000862.

9. Ohkubo H, Yoshihara T, Misawa N, Ashikari K, Fuyuki A, Matsuura T, et al. Relationship between Stool Form and Quality of Life in Patients with Chronic Constipation: An Internet Questionnaire Survey. Digestion. 2021;102(2):147-54.

10. Takagi T, Naito Y, Inoue R, Kashiwagi S, Uchiyama K, Mizushima K, et al. Differences in gut microbiota associated with age, sex, and stool consistency in healthy Japanese subjects. Journal of gastroenterology. 2019;54(1):53-63.

11. 三輪洋人 . 本邦における下痢症状を主訴とする過敏性腸症候群患者に関する実態調査 . 診断と治療 . 2009;97:1079-86.

12. 三輪洋人 . 日本人男性における下痢症状を主訴とする過敏性腸症候群患者の生活実態調査 . 新薬と臨床 . 2010;59:32-6.

13. Flannery JE, Stagaman K, Burns AR, Hickey RJ, Roos LE, Giuliano RJ, et al. Gut Feelings Begin in Childhood: the Gut Metagenome Correlates with Early Environment, Caregiving, and Behavior. mBio. 2020;11(1):e02780-19.

14. Wilmanski T, Diener C, Rappaport N, Patwardhan S, Wiedrick J, Lapidus J, et al. Gut microbiome pattern reflects healthy ageing and predicts survival in humans. Nat Metab. 2021;3(2):274-86.

15. Salosensaari A, Laitinen V, Havulinna AS, Meric G, Cheng S, Perola M, et al.

内藤裕二（ないとう・ゆうじ）

京都府立医科大学 大学院医学研究科 生体免疫栄養学教授。専門は腸内微生物学、抗加齢医学、消化器病学。1983年京都府立医科大学卒業、2001年米国ルイジアナ州立大学医学部分子細胞生理学教室客員教授として渡米。帰国後は、（独）科学技術振興機構科学技術振興調整費研究領域主幹、2008年京都府立医科大学大学院医学研究科消化器内科学准教授、2015年本学附属病院内視鏡・超音波診療部部長、2021年から現職。農林水産省農林水産技術会議委員、2025年日本国際博覧会（大阪・関西万博）大阪パビリオンアドバイザーを兼務している。著書に『消化管（おなか）は泣いています』（ダイヤモンド社）『すべての臨床医が知っておきたい腸内細菌叢～基本知識から疾患研究、治療まで』（羊土社）など多数。

最先端の研究でわかった　驚くべき「腸」と「脳」の働き

すごい腸とざんねんな脳

2023年2月20日　初版発行

著　者　内藤裕二
発行者　野村直克
発行所　総合法令出版株式会社
〒103-0001 東京都中央区日本橋小伝馬町15-18
EDGE小伝馬町ビル9階
電話　03-5623-5121
印刷・製本　中央精版印刷株式会社

ISBN 978-4-86280-890-5
総合法令出版ホームページ　http://www.horei.com/